U0295430

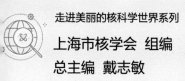

走进美丽的核科学世界系列

上海市核学会 组编

总主编 戴志敏

核技术解读
中医药千年奥秘

韩 玲 宋少莉 ◎主编

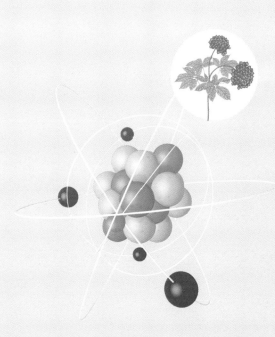

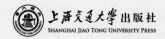

上海交通大学出版社
SHANGHAI JIAO TONG UNIVERSITY PRESS

内容提要

本书为"走进美丽的核科学世界系列"之一，主要内容包括核医学成像、放射性药物、放射性核素标记示踪、核分析、辐照灭菌等核技术在解密中医基础理论、中药研究、中医临床医学、中医微量元素分析、中医经络可视化、中药材的品质监控与灭菌消毒等方面的作用与应用。本书共七章，每章各有侧重，层次分明，内容丰富，兼具科学性与实用性。本书的读者对象为喜欢核科学与技术、传统中医药学的广大科学爱好者、学生及大众，以及利用核技术深入研究中医理论根源与中药有效成分的广大科研工作者等。

图书在版编目（CIP）数据

核技术解读中医药千年奥秘/韩玲，宋少莉主编

. —上海：上海交通大学出版社，2022.7

（走进美丽的核科学世界系列）

ISBN 978 - 7 - 313 - 26553 - 1

Ⅰ.①核… Ⅱ.①韩…②宋… Ⅲ.①核医学-应用

-中国医药学 Ⅳ.①R2②R81

中国版本图书馆 CIP 数据核字（2022）第 008791 号

核技术解读中医药千年奥秘
HEJISHU JIEDU ZHONGYIYAO QIANNIAN AOMI

主　　编：韩　玲　宋少莉
出版发行：上海交通大学出版社　　　　地　　址：上海市番禺路 951 号
邮政编码：200030　　　　　　　　　　电　　话：021 - 64071208
印　　制：上海景条印刷有限公司　　　经　　销：全国新华书店
开　　本：880mm×1230mm　1/32　　印　　张：5.375
字　　数：116 千字
版　　次：2022 年 7 月第 1 版　　　　　印　　次：2022 年 7 月第 1 次印刷
书　　号：ISBN 978 - 7 - 313 - 26553 - 1
定　　价：39.00 元

本书编委会

主　　编　韩　玲　宋少莉

编写委员（按姓名拼音排序）

陈　键　复旦大学药学院

郭静科　福州大学至诚学院

韩　玲　中国人民解放军海军军医大学海军医学系

李　聪　复旦大学药学院

刘　虎　中国人民解放军海军军医大学海军医学系

刘玉龙　中国人民解放军海军军医大学航海医学国

　　　　家级实验教学示范中心

宋少莉　复旦大学附属肿瘤医院

谭立华　成都微瑞生物科技有限公司

吴冠英　成都微瑞生物科技有限公司

俞楚婷　中国人民解放军海军军医大学基础医学院

张永芳　上海交通大学医学院

编写秘书　王明伟　复旦大学附属肿瘤医院

走进美丽的核科学世界系列

丛书编委会

总主编

戴志敏（中科院上海应用物理研究所所长、上海市核学会
　　　理事长，研究员）

编　委（按姓氏笔画排序）

马余刚（复旦大学现代物理研究所，教授、中国科学院院士）

支　敏（中科院上海应用物理研究所，研究员）

田　林（上海核工程研究设计院，研究员级高工）

吕战鹏（上海大学材料科学与工程学院，研究员）

许道礼（中科院上海应用物理研究所，研究员）

孙　扬（上海交通大学物理与天文学院，教授）

李景烨（上海师范大学化学与材料科学学院，研究员）

余　飞（同济大学附属第十人民医院，教授）

宋少莉（复旦大学附属肿瘤医院，教授）

陆书玉（上海市环境科学学会，教授级高工）

郑向鹏（复旦大学附属华东医院，教授）

赵　军（上海市东方医院，主任医师）

赵明华（中科院上海应用物理研究所，研究员）

赵晋华（上海交通大学附属第一人民医院，教授）

戚文元（上海市农业科学院，研究员）

康向东（上海中医药大学附属普陀医院，教授）

韩　玲（中国人民解放军海军军医大学海军医学系，教授）

颜崇淮（上海交通大学医学院附属新华医院，教授）

总　序

　　核科学的发展起源于物质放射性的发现。1896 年法国物理学家贝可勒尔发现铀的天然放射性后，迅速引起了一大批科学家的极大兴趣，他们为揭示物质组成的奥秘而展开了一场空前的竞赛。

　　居里夫妇系统地研究了当时已知的其他所有元素，发现铀与钍及其化合物都具有天然放射性，并发现了比铀放射性更强的元素钋与镭。居里夫妇于 1898 年发表了他们的研究成果，证实了发射射线是放射性元素的特性。由于放射性的发现，居里夫妇与贝可勒尔分享了 1903 年的诺贝尔物理学奖。就在居里夫妇发现镭的当年（1897 年），英国物理学家汤姆孙发现了电子，并因此获 1906 年的诺贝尔物理学奖。随后，汤姆孙的学生卢瑟福证实了由放射性衰变产生的 α 射线就是氦原子核，为此获 1908 年的诺贝尔化学奖。1919 年，卢瑟福利用人工核反应发现了质子，并预言了中子的存在，后于 1932 年为其学生查德威克所证实，查德威克因发现中子而获得了 1935 年的诺贝尔物理学奖。汤姆孙、卢瑟福、查德威克的发现揭示了原子核的存在，从此人类开启了对原子核结构性质与应用的研究。

　　1938 年，德国物理学家哈恩在实验中发现了铀原子核的裂变。随后，被誉为"原子弹之母"的莉泽·迈特纳在遭受纳粹迫害流亡他乡的路途中运用爱因斯坦的质能方程给出了核裂变实验及其释放巨大能量的解释。哈恩因发现核裂变获得了1944年的诺贝尔化学奖。1942年，意大利著名物理学家费米在美国芝加哥大学实现了人类历史上第一个核裂变链式反应，人类深入研究与利用核能的历史帷幕自此拉开。核能的发现首先被用于军事，第二次世界大战期间，德国的"纳粹核计划"催生了美国的"曼哈顿计划"，最终核武器首先在美国研制成功。我国分别于1964年、1967年和1974年拥有了自己的原子弹、氢弹与核潜艇，拥有了战略核力量并建立了完整的核燃料循环体系。

从物质深层结构的探索到核技术的广泛研究应用，核科学在20世纪初开始蓬勃发展，成为20世纪人类最重大的创造之一。随着学科间的交叉融合，核科学技术在核物理、反应堆、加速器、核电子学、辐射工艺、核农学、核医学、核材料，以及环境、生物、考古、地质与国防安全等领域广泛应用，并与人类的生存和发展息息相关。

核能是世界上清洁、高效、安全并可规模化应用的绿色能源，在人类开发新能源的征程中，核能在促进人类的生存发展和保障国家地位与安全方面发挥了重大作用。当下，核能应用已成为衡量综合国力的一项重要指标，也是当前各国解决能源不足和应对气候变化的重要战略。在确保安全的前提下，积极有序地发展核能对我国确保能源长期稳定供应及实现2060年碳中和尤为重要。核科学备受人们关注的另一个重要应用是面向人民生命健康的核医学。作为核裂变副产品的放射性同位素可以用来诊断和治疗肿瘤，以及心血管、甲状腺、骨关节和其他器官疾病；核标记免疫分析让病变无处遁形；基于粒子加速器的质子、重离子治疗可以有效杀死癌细胞而对正常细胞影响很小，是精准医学诊治领域不可或缺的工具；核技术还可解读中医药千年"密码"，为人类健康保驾护航。在农业上，辐射育种可获得优良品种；辐照保鲜不仅可以提高农产品与食品的质量，而且可以延长储藏时间，成为食品的安全卫士。另外，辐射加工可以使各类材料改性从而获得优质性能，还可用于医疗器材消毒、环境污染物处理等，能极大地改善人们的生存环境。形形色色的粒子加速器则是各类辐射粒子源的"加工厂"，是研究核科学、发展核技术的重要手段。

然而，由于公众对核科学缺乏基本的认识，再加上一些不恰当的宣传和误导，"恐核"现象依然存在。因此，核科学知识亟待普及。

上海市核学会一直致力于核科学技术的传播与推广，组织编写和出版过一系列学术专著及科普丛书。在学术专著方面，近年来，原理事长杨福家先生作为总主编的"核能与核技术出版工程"已出版近30种图书，入选了"十二五"与"十三五"国家重点图书出版规划项目；其中，原理事长赵振堂先生主编的子系列"先进粒子加速器系列"是本丛书中的特色系列，得到了国家出版基金的支持。另外，丛书中部分英文版图书已输出至国际著名出版集团爱思唯尔与施普林格，在学术界与出版界都取得了良好的社会效益。在科普书方面，上海市核学会曾在20世纪80年代组织编写过一套核技术丛书，主编由时任上海市核学会理事长的张家骅先生担任，当时对普及与推动核技术应用起到了积极作用。40年过去了，核技术有了更多更新的发展，应用领域不断拓展，核科普宣传也应该顺应时代发展，及时更新知识。经与上海交通大学出版社多次讨论，上海市核学会决定启动新时代的核科普丛书"走进美丽的核科学世界系列"的编撰工作。本科普丛书的编写队伍由上海市核学会各专业分会学者、高级科普专家，以及全国核科学领域爱好科普宣传的优秀学者联合组成。丛书按不同主题划分为不同分册，分别介绍核科学的基础研究以及在各个领域的应用。丛书运用大众能接受的语言，并辅以漫画或直观图示，将趣味性、故事性、人文历史元素与具体科学研究的产生、发展和应用融合在一起，展现科学、思想方法的过程美，突出核科学技术的应用美。希望本丛书的出版能让大众真正认识和理解核科学，并且发现核科学的"美"，从而提高科学素养，走近核科学，受益于核科学，推动核科学更好地为人类服务。

戴志敏

2021 年 3 月

前　言

　　说起中医药，相信每个人都很熟悉，因为我们一生中总会有机会用中医药解除病痛或养生保健，它就在我们的生活中，就在我们的身边。

　　说到核技术，估计多数人不太了解，因为我们日常能接触到核技术的场景似乎没那么多，人们甚至还会觉得核技术有些高深莫测。

　　然而，很少有人会将核技术与中医药联系在一起。事实上，核技术在中医药领域大有作为，是推动中医药创新发展的重要技术。

　　中医文化源远流长，距今已有几千年的历史，涌现出了很多名医大家、中医典籍和传世药方，例如神农、扁鹊、华佗、张仲景、孙思邈、李时珍等名医，《黄帝内经》《难经》《伤寒杂病论》《神农本草经》《本草纲目》等典籍，六味地黄丸、补中益气汤、小柴胡汤等名方。这些无不闪耀着中医文化的璀璨光辉。那么，如何认识中医药，中医药的奥秘是什么，或许核技术在一定程度上能够帮助我们解读中医药的千年奥秘。

　　核技术是以核性质、核反应、核效应、核谱学为基础，以反应堆、加速器、辐射源、核辐射探测器为工具的现代高新技术，具有超高的灵敏度、特异性、选择性、抗干扰性、穿透性等特点，是研究物质的组成、结构和特性的重要手段，广泛应用于工业、农业、医学、地质、考古、能源等领域，典型的应用包括核医学、放射性核素示踪、辐照灭菌、核电站等。作为现代科学技术的重要组成和当代最先进技术之一，核技术极大地推动了自然科学和医学的快速发展，在促进西医发展的同时，也为中医学和中药学的深入发展提供了有力武器。

为了帮助读者了解核技术在中医药研究中的作用和贡献及其应用进展，我们组织了来自国内多所著名大学和企业的十多位专家、学者，精心编写了本书。全书分七章，分别是核技术解密中医基础理论、核技术在中药研究中的应用、核技术在中医临床医学中的应用、核技术与中药微量元素、核技术与中医经络学说、中药材品质的监测防控、中药材的核辐射灭菌。其中，第 1 章由张永芳、郭静科编写，第 2 章由陈键、李聪编写，第 3 章由宋少莉编写，第 4 章由韩玲、俞楚婷、刘玉龙编写，第 5 章由郭静科编写，第 6 章由谭立华、吴冠英编写，第 7 章由刘虎、韩玲编写。从本书的内容设置可以看出，核技术已经广泛应用于中医药的各个方面，我们相信核技术将会进一步助推中医药基础理论的深入与发展。

习近平总书记指出"中医药学凝聚着深邃的哲学智慧和中华民族几千年的健康养生理念及其实践经验，是中国古代科学的瑰宝，也是打开中华文明宝库的钥匙。"希望借助本书，能让更多的人了解核技术与中医药，让更多的人利用核技术解读更多的中医药奥秘，发掘更多更好的中医药宝库，造福广大人民群众，这将是我们莫大的荣幸，也是编写本书的初衷。

本书涉及面广，学科交叉性强，受限于编者水平和知识面，书中难免存在不足之处，欢迎广大读者批评指正，以便再版时校正，十分感谢！

目　录

第 3 章　核技术在中医临床医学中的应用⋯⋯⋯ 048

第 1 章

核技术解密中医基础理论

中国古代人民通过对生命现象的观察和分析，以及对实践经验的积累，逐渐形成了中医的理论体系，即以精气学说、阴阳学说和五行学说为哲学基础的辨证论治的完整体系。但它神秘、深奥、广博，至今仍有很多未解之谜。核技术是当代最尖端的技术之一，其高度的"灵敏性"和"透视性"为解密中医基础理论提供了工具和无限可能。

中医哲学的奥秘

中医文化源远流长，起源于先秦，形成于战国到秦汉时期，贯穿中华民族的历史，从《黄帝内经》到《难经》《伤寒杂病论》《神农本草经》，从神农到扁鹊、华佗、张仲景，从针灸到推拿、刮痧等，无一不闪耀着中医文化璀璨夺目的光辉，如何认识中医？中医的奥秘在哪里？让我们一起打开中医这扇神奇之门。

辨证论治，一人一方

中医文化几千年的历史沉淀给我们留下了丰富的宝藏。

"神农尝百草"的故事家喻户晓。相传神农氏以身试药、尝遍百草，后人据此整理出《神农本草经》一书，共记载了365味中药，这本书是我国最早的中药专著。另外，很多成语和典故都出自中医治疗的记载，如"病入膏肓"，它的典故来源于先秦时期的名医——医缓。晋景公病重到秦国请医生，医缓诊断后，曰："疾不可为也，在肓之上，膏之下，攻之不可，达之不及，药不至焉，不可为也。"该成语也用于描述疾病严重到无法救治的地步或事态发展到无法挽救的地步。又如"以毒攻毒"，是指在保证安全的前提下，用毒性较大的药物治疗因毒而起的疾病。该成语出自明·陶宗仪《辍耕录》卷二十九："骨咄犀，蛇角也，其性至毒，而能解毒，盖以毒攻毒也"。我国著名血液病专家王振义院士通过阅读大量文献，发现在中医古籍及古希腊的文献中有用砒霜"以毒攻毒"治疗疾病的案例记载。王振义院士与我国另一著名血液病专家张亭栋教授合作，将砒霜的主要成分三氧化二砷用于治疗 M3 型白血病，疗效良好。再如疫苗的接种，在较早的历史记录中，我国古代就利用"痘衣法"或者"痘浆法"来为没有感染过天花的孩子预防天花，即利用患过天花并痊愈患者的衣物、痂皮来预防天花的感染。这种方法后由商人经阿拉伯带到欧洲，在英国流行开来。正是中医"人痘接种"的方法启发了英国医生爱德华·詹纳，使其发现利用"牛痘"预防天花的方法，后得到了极好的推广和应用，成为人类预防天花的最好方法。

　　从这些中医治疗的历史及典故中我们可以看出，中医和西医的防病治疗的主导思想是不同的。中医治疗具有动态性、整体性，注重三因制宜，即从天、地、人三者统一去看，把人看成一个整体，并且考虑与自然、社会的和谐共生；西医治疗的看法是相对静态的、局部的。西医的治疗对象是病，是细胞、组织、器官，是将有检验指标的症状控制住，一般是局部的治疗；中医的治疗对象是人，是从整体去看问题，目标在于促进生命过程的自我协调，利用中药的特性（偏性），调整患者脏腑功能偏盛或偏衰的"阴阳失衡"之偏，即"以偏纠偏"或"纠偏求平"，最终使患者成为阴阳平衡和谐的人。西医的理论基础是科学，中医的理论基础是哲学，这是西医和中医的本质区别所在。

中西医的思维方式也很不同，导致治疗方式也不同。西医关注外部因素，中医关注内部因素。例如，一个人发热、咳嗽、有痰，西医认为，这是外界细菌入侵呼吸道造成的感染，所以要做痰培养，确定是什么细菌，然后选用对应的抗生素；中医则认为细菌在自然界是广泛存在的，大家处在相同的环境下，有的人感染了，有的人却没有感染，这说明感染者的内环境出了问题，即所谓"正气存内，邪不可干"。所以中医的出发点更多的是调整患者身体的内环境，使其凭借着自身的免疫力去"降妖除魔"。更具体地说，中医更多的是一种多靶点调节表观基因组学的治疗方法，更偏向于多层次、多环节的综合治疗。中医的"利剑"——中药往往作用点分散、机理复杂，在不同环节的作用强度不一，药效往往是综合性的。中医认为病的整个过程是一个动态过程，临床用药时，也是根据患者所处的阶段去调整药物及其量；而西医一般认为疾病是细胞或者某个基因出了问题，治疗过程中的用药相对比较单一，整体变化不大。例如哮喘病，十个患者去看西医，出了诊室可能所有人拿同一种药物；而十个患者去看中医，十个患者可能拿到的是十种不同的药方，并且每三天就会根据患者的状态调整药方，即"辨证论治，一人一方"。需要说明的是，中西医各有所长，要根据具体病例及病程来选择中医或者西医治疗。

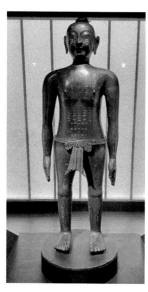

图1-1　上海中医药博物馆
馆藏仿明针灸铜人

除了药物治疗外，中医还包括针灸、按摩推拿、拔罐等外治法，形成独特的治疗体系。针灸是针法和灸法的总称，是"内病外治"的一种传统中医治疗手段，通过调节气血、畅通经脉、调和脏腑功能，达到阴平阳秘的最佳状态。北宋天圣五年（1027 年），著名针灸学家王惟一主持制作完成针灸铜人，铜人外表刻有 354 个穴位，用于针灸教学。铜人以黄蜡封涂孔穴，穴内注水，当针入穴位准确时，水流而出。而如今上海中医药博物馆内的铜人（见图 1-1）是一座可以互动感应的智能针灸铜人，通过与科技的结合再现了其教学与考试的双重功能：教学时，铜人内部穴位的传感器及相应的数字影片可以直观有效地介绍各个经穴部位与取穴方法；而进入考试阶段后，屏幕中的铜人穴位名称则会隐去以对学生进行测试。

灸法通常指艾灸，是以艾绒为主要材料，点燃后直接或间接熏灼体表的穴位，利用热刺激来防治疾病。《黄帝内经·素问·异法方宜论》中提到："风寒冰冽，其民乐野处而乳食，藏寒生满病，其治宜灸焫"。《孟子·离娄上》中载："今之欲王者，犹七年之病求三年之艾也"。可以看出，灸法治疗已经有很长的历史。艾绒是灸法的主要材料，将艾叶去除杂质并反复捶打而得。艾叶根据存放的年份不同，可以分为三年艾、五年艾等。《本草纲目》中提到："凡用艾叶，须用陈久者，治令细软，谓之熟艾"。灸法具有温经散寒、行气通络、扶阳固脱、拔毒泄热等功能，能调节人体免疫功能，促进气血运行，疗效已被国内外临床实践所证实，但灸法的作用机理一直在探索之中。图 1-2 所示为艾条灸督脉 15 分钟后，红外检测仪显示的变化。

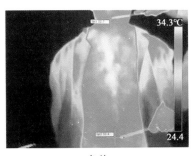 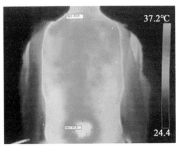

灸前　　　　　　　　　　　　　灸后

图 1-2　艾条灸督脉 15 分钟后红外检测仪显像变化（彩图见附录）

按摩推拿是用手或者按摩器在经络和穴位上进行推压按摩治疗的一种方法，具有疏通经络、调和阴阳、缓解疼痛等作用。我国早在秦汉时期（约公元前 220 年）就已形成推拿按摩体系，当时有最早的推拿学专著《黄帝岐伯按摩经》，对气功、推拿、点穴、按摩的理论依据与临床应用做了较为系统的阐述，发展至隋唐时期设立了按摩专科。古代女性手中常持有一种美容保健物品——玉轮按摩器，又称"太平车"，她们通过玉石按摩脸部，延缓衰老，保持皮肤弹性。图 1-3 所示为上海中医药博物馆所藏清岫玉按摩器。

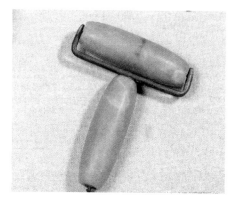

图1-3 上海中医药博物馆所藏清岫玉按摩器

由此可见，中医治疗一方面采用以汤剂、情志调节为主的内治法，另一方面也使用以针灸、按摩推拿等为主的外治法，形成内外兼治的全方位治疗体系。

疾病预防之中医"治未病"

《黄帝内经》中提出："上医治未病之病，中医治欲病之病，下医治已病之病"。可见"治未病"一直被认为是中医治疗的最高境界。

《史记·鹖冠子》中有这样一个典故。魏文王问扁鹊曰："子昆弟三人其孰最善为医？"扁鹊曰："长兄最善，中兄次之，扁鹊最为下。"魏文王曰："可得闻邪？"扁鹊曰："长兄於病视神，未有形而除之，故名不出於家。中兄治病，其在毫毛，故名不出於闾。若扁鹊者，镵血脉，投毒药，副肌肤，闲而名出闻於诸侯。"这个典故的主要意思是，扁鹊的大哥在患者发病前就施治，因此他的医术患者都不知道；二哥在患者刚开始发病的时候施治，患者以为他只会治疗小毛病；而扁鹊在患者疾病很严重的时候才医治，所以大家都认为扁鹊的医术很好，可治大病。但扁鹊却认为他的大哥医术最好，即医术最高明的医生并不是擅长治病的人，而是能够预防疾病的人。可见，"治未病"是中国传统文化的智慧，是中医长久以来的治疗思想。

中医学认为"治未病"主要分三种，即未病先防、既病防变、愈后防复。未病先防，即未病养生，防病为先，顾名思义就是在疾病还没有发生时提前预防；既病防变，即已病早治，防其转变，是在已有疾病的基础上有针对性地调理，防止疾病加深或转化为其他疾病；愈后防复，即瘥后调摄，防其复发，是指在大病初愈或者病情稳定后要防止疾病复发。

未病养生，防病为先是"治未病"的核心，强调在疾病未发生之前预防疾病的发生，也就是达到养生的目的。养生，重在一个"养"字，是对身体的一种保养。中医养生在疾病预防中发挥了重要的作用，而且还能够使人延年益寿。中医养生建议做到"顺应天时，天人合一""正气内存，邪不可干"和"一人一策，因人而异"。

"顺应天时，天人合一"就是要顺应自然规律和四时气候来调养。《黄帝内经·素问·四气调神大论》中曰："夫四时阴阳者，万物之根本也。所以圣人春夏养阳，秋冬养阴"，就是指需要根据人体阴阳消长、五脏盛衰的不同时间特点进行调理。"冬令进补""冬病夏治，夏病冬治"都是遵循了"春夏养阳，秋冬养阴"的法则。

"正气内存，邪不可干"则要求做到"饮食有节，起居有常，不妄作劳"，即要提高自身免疫力，激发生命潜能，重视机体内在因素，才能防止外界的邪气入侵。现代社会的年轻人面临的压力大，很多人都存在不同程度的忧郁、焦躁等情绪。不少年轻人以为自己身强体壮，不注意饮食规律，又喜欢熬夜，毫不夸张地说，约有一半以上的年轻人长期处于亚健康状态，这样日积月累最终必定会导致身体气血紊乱、阴阳失调，从而导致免疫力下降，增加各种患病风险。中医养生是一个长期的身体保养过程，需在年轻时就注重养生，此时身体的结构和性能更容易养护，效果往往比年老时才开始养生更好。

"一人一策，因人而异"指根据每个人不同的体质和特点，适度调节，因人施治，"量体裁衣"。中药里有很多名贵的补药，比如鹿茸、阿胶、灵芝、冬虫夏草、西洋参等，很多人觉得只要是补的就是好的，所以常用补药养生，结果往往适得其反。例如，一个人并没有气虚、阳虚等症状却贸然进补反而会增加身体负担，不但起不到养生的效果，反而有可能增加患高血压等疾病的风险，得不偿失。补药可以吃，但最好是在医生或者专业人士的指导之下服用。中医养生膏方就是一种具有高级营养滋补和预防、治疗综合作用的成药，临床上中医师会根据每个人不同的身体状况开出专属的膏方，从而科学地进补。此外，养生的方法多种多样，并不一定就得吃补药，比如练太极拳、五禽戏、针灸、推拿等，都可以起到很好的养生保健作用。

中医养生之道是一个系统的长期过程，需要从人的生活规律、饮食习惯、运动及适当利用一些药物调理等方法入手，长期调养身体，使身体一直处于阴阳平衡、气血调和的状态，从而保持人体健康，降低患病风险，延年益寿。

熟悉又神奇的中医"阴阳"

提到"阴阳",大部分人的脑海里会浮现出如图1-4所示的图案,这是大家熟悉而又陌生的太极阴阳两仪图。而中医中的"阴阳"的概念核心是指对立、统一和转化。"对立"这一概念比较容易理解,比如左手对右手,前面对后面,正义对邪恶等。但是对"统一""转化"的概念理解,就要费一番功夫了。经典名著《易经·系辞上》中提到"一阴一阳之谓道,继之者善也,成之者性也。仁者见之谓之仁,知者见之谓之知,百姓日用不知,故君子之道鲜矣!"这说明,对"阴阳"的理解每个人都有不同的看法。

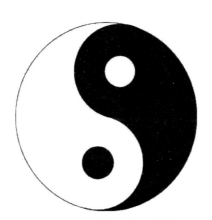

图1-4　太极阴阳两仪图

太极阴阳两仪图描述的也是这样一个复杂的概念。《易经·系辞上》里这样描述"阴阳"的对立、统一、转化的过程:"是故,易有太极,是生两仪,两仪生四象,四象生八卦,八卦定吉凶,吉凶生大业。"仿佛讲述的是一种二进制的过程,

即 2^0 为太极，2^1 为两仪，2^2 为四象，2^3 为八卦。"阴阳"理论中对每一个数都用专有名词命名，如两仪中的 0、1 或者 1、2 命名为阴、阳或者阳、阴，四象中的 0、1、2、3 或 1、2、3、4 命名为太阴、少阳、少阴、太阳，八卦中的 8 个数字也都以特定的汉字命名等，如图 1-5 所示。

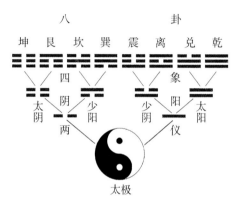

图 1-5　太极阴阳四象八卦图

这个概念应用了事物的对立、统一、转化的性质，而这个性质也是众多事物的共性，因此可将这个共性推演应用到更为众多的方面。除了数字 0 对 1 之外，还有电路中的开对关，失电子对得电子，高电平对低电平，与门对非门；生命科学中的氧化对还原，嘌呤对嘧啶，cAMP 对 cGMP，激活剂对抑制剂，神经传导信号的钠离子内流对钾离子外流，等等。但阴和阳、0 和 1 的定义并非是简单的单一阶段非此即彼的状态，而是非常复杂的既统一又互相转化的演化进程，可用数学算法的方式进行推演，以预判有可能发生的结果。就生命科学来说，生物体内的氧化对还原，嘌呤对嘧啶，cAMP 对 cGMP，激活剂对抑制剂等构成了很多复杂的生命活动，甚至是遗传发育。而无数个神经细胞通过钠离子内流对钾离子外流（0 对 1）的方式传导信号，形成我们的视觉、听觉、嗅觉、味觉、触觉等感受，乃至我们的思想。因此，阴和阳所提供的定义、计算方式和理念具有非常关键和重要的意义，但也深奥且难以掌握。

对事物的阴阳属性的定义尤为关键。如果事物由一系列对立面构成，那么先后次序的定义同样重要。如图 1-6 所示，如果将"阳爻（⚊）"定义为 0，将"阴爻（⚋）"定义为 1，对于"兑（☱）"来说，应该为"001"，而非"100"。它的顺序从上到下分别为 2^0、2^1、2^2，而我们数字从左到右的顺序是 2^2、2^1、2^0。"乾""兑""离""震""巽""坎""艮""坤"分别指代 000（0）、001（1）、010（2）、011（3）、100（4）、101（5）、110（6）、111（7），体现递增顺序。反之，如果将"阳爻（⚊）"定义为 1，将"阴爻（⚋）"定义为 0，那么"乾""兑""离""震""巽""坎""艮""坤"分别指代 111（7）、110（6）、101（5）、100（4）、011（3）、010（2）、001（1）、000（0），体现递减顺序。

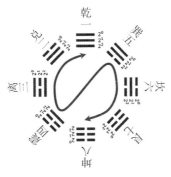

图 1-6　八卦图

如同计算机科学，不同位置的一系列阴阳爻排列组合，可以定义为不同的意思。事实上，在中医的"阴阳"概念中，奇数为阳，偶数为阴。如九月九日重阳节，因为"九"在《易经》中为阳数，"九九"两阳数相重，故曰"重阳"。如果将"阳爻（——）"定义为奇数"1"，"阴爻（— —）"定义为偶数"0"。将图1-7所示的一组"8×6"爻卦，转换成二进制代码则是"11100100 10111101 10100000 11100101 10100101 10111101"。它蕴含着什么样的意义呢？其实就是计算机中"你好"这两个字的 UTF-8 编码。由此可见，传统的阴阳爻卦经过某种定义后可以和计算机技术互相转化，这说明"阴阳"不仅可以表示具体的意思，甚至可以通过某种方式进行复杂的运算推理。可以说，所有可以用二分法来分类的事物，都可以用"阴阳"的概念和二进制的算法来表示和推演。这里还有一个例子，即生物体的基因序列和三联子密码。

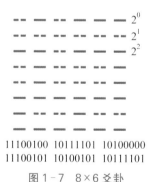

11100100 10111101 10100000
11100101 10100101 10111101

图1-7　8×6爻卦

三联子密码是在生物体的蛋白质合成过程中所依赖的核苷酸序列，每种特定顺序排列的由三个核苷酸组成的序列可以对应生成一种特定的氨基酸。蛋白质合成过程往往是由识别到

AUG 这个核苷酸序列起始，至识别到 UAA、UAG 或者
UGA 这三个核苷酸序列而终止。从字母排列顺序中并不能看出
负责开始合成蛋白质的三联子密码 AUG 与负责结束合成蛋白质
的三联子密码 UAA、UAG 或者 UGA 之间有什么相关性。但是
欧洲著名的针灸大师——仁表（Jacques Pialoux）用阴阳爻二进
制来定义四种核苷酸，并且根据易经六十四卦的分布将三联子
密码进行排列。比如"A"用阴阳爻来表示，就是"▆▆▆"，那
么三联子密码"AAA"用阴阳爻表示就是"▆▆▆"。经过易经六
十四卦的分布排列，发现起始密码子"AUG"与终止密码子
"UAA"和"UAG"遥相对应[1]。

　　中医"阴阳"的概念简单来说就是描述事物的对立统一
性，大部分事物都可凝练概括成两个性质，这两个性质统一在
一个事物下，既互相对立，又互相统一，可分别命名为"阴"
和"阳"。中医"阴阳"概念的神秘之处就在于它的转化和演
变上。一件事物的一个方面，又可以细分成对立的"阴""阳"
两面；一个事物的"阴""阳"两面在特定的情况和条件下，
又能互相转化，甚至可以用特定的算法加以推演。将一个事物
如此这样不断细分，并通过算法进行二进制的推演计算，希望
能得到具体细节的结果，将之应用在具体的事物上，这就是熟
悉又神奇的中医"阴阳"学说。计算机的机器语言"0"和
"1"、能量代谢的氧化和还原、神经的信号传导、基因序列等
都可用"阴阳"理论来描述。而对这些"阴"和"阳"的研
究，可以用核技术对具体的物质进行追踪、显影，乃至计算。
顺带一提，原子核内的质子与核外的电子，乃至构成原子的各
种物质，不同的旋转或者自旋方式，甚至是"量子纠缠"，也

可以用"阴阳"理论来描述。

核技术透视真实世界

中医给世界带来了巨大财富，然而如何科学地解释中医理论，如何理解中医哲学中的"阴阳""经络""五行"，一直让人困惑。如今，核技术的悄然兴起，为科学解释中医理论提供了强大的工具，帮助我们逐步拨开迷雾，寻找真相。

神秘的微观世界

19 世纪末发生了几件震惊世界的大事。1895 年，伦琴发现了 X 射线；1896 年，贝可勒尔首次发现了天然放射性；1897 年，汤姆孙发现了电子，对经典理论提出了挑战。自此，神秘的微观世界揭开了面纱。19 世纪末的这三大发现成为物理学史上划时代的里程碑。而今天，核技术为探索微观世界的秘密打开了一扇大门，精彩的微观世界可借助于核技术展现在人们眼前。

1952 年，赫尔希和蔡斯利用放射性核素示踪技术解决了蛋白质和 DNA 谁是遗传信息的携带者这个问题，有力地证实了 DNA 是遗传信息的携带者（见图 1-8）。

那么 DNA 又是如何进行复制的呢？1958 年，美国科学家马修·梅塞尔森和富兰克林·威廉·斯塔尔利用 ^{15}N 标记氮源进行实验，证实了 DNA 通过半保留方式进行复制（见图 1-9）。

众所周知，DNA 携带的信息需要先转录成 mRNA，然后翻译成蛋白质发挥功能，但是 mRNA 携带的遗传信息是如何通过 4 种碱基的排列顺序决定蛋白质中 20 种氨基酸的排列顺

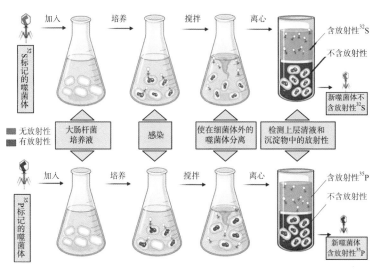

图1-8 放射性核素标记追踪噬菌体侵染大肠杆菌实验

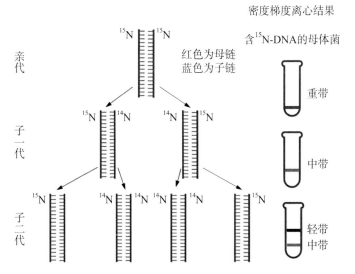

图1-9 放射性核素标记证实DNA半保留复制（彩图见附录）

序的？美国生物化学家尼伦伯格通过将多聚尿苷酸（UUU）加入分别含有不同放射性标记氨基酸的无细胞蛋白质合成体系中，结果发现只有加入放射性苯丙氨酸的体系中检测到放射性标记的蛋白质，表明 UUU 代表苯丙氨酸的遗传密码。之后，通过类似的方法破译了其他蛋白质的翻译密码（见图 1－10）。

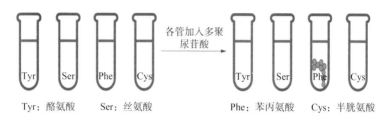

各管加入多聚尿苷酸

Tyr　Ser　Phe　Cys　　　　　Tyr　Ser　Phe　Cys

Tyr：酪氨酸　　Ser：丝氨酸　　　　Phe：苯丙氨酸　　Cys：半胱氨酸

图 1－10　放射性核素标记破译蛋白质翻译密码

　　放射性核素示踪技术的发展为各种微小抽象的研究开辟了新的道路，成为挖掘微观世界宝藏的"推土机"，推动了细胞分子等领域的巨大发展，并将在未来发挥更大的潜能。

CT 平扫和磁共振成像揭开"阴""阳"学说神秘的面纱

　　对"阴阳"物质的追踪、显影，离不开核成像技术的研究发展，如利用计算机断层成像（CT）平扫及增强检查技术，对中医中阴阳不同证型的肝硬化患者的肝区进行对比观察。肝脏在中医理论里充分体现了阴阳对立、统一的特点，肝脏"体阴而用阳"，指的是肝为藏血之脏，血为阴，而肝主疏泄，内寄相火，为"风木之脏"。中医学依据八纲辨证分辨症状的阴阳属性，将里证、寒证、虚证归属于阴证，而将表证、热证、实证归属于阳证。阴证、阳证的望闻问切四诊是阴阳辨证的重要内容。中医阳证四诊证候如下：①皮目黄染、胁肋灼痛、腹胀、口干苦、尿黄赤；②舌质红、苔黄腻；③脉弦滑、有力。中医阴证四诊证候如下：①胁隐痛、面色晦暗无华；②头昏目眩、疲乏无力；③腰膝酸软；④腹大如瓮；⑤低热；⑥便溏泄；⑦尿清长；⑧舌质淡红或少苔，或少津；⑨脉细数、无力。而肝硬化的中医标准分型为水湿内阻型、脾肾阳虚型、瘀血阻络型、肝气郁结型、湿热蕴结型、肝肾阴虚型。其中，阳证包括肝气郁结型、湿热蕴结型；阴证包括水湿内阻型、脾肾阳虚型、瘀血阻络型、肝肾阴虚型。通过 CT 检查（见图 1-11）就可以发现，阳证型肝硬化患者的肝脏表面呈波浪状，而阴证型患者则肝腹水严重[2]。

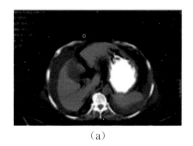 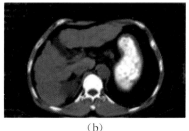

（a）　　　　　　　　　　（b）

图 1-11　中医阴、阳证肝硬化 CT 图片

（a）阴证肝硬化，腹水；（b）阳证肝硬化，肝脏表面呈波浪状

　　磁共振成像（MRI）和磁共振胰胆管成像（MRCP）可以用来观察梗阻性黄疸患者的肝内胆管扩张程度与中医黄疸阴阳辨证分型之间的关系。黄疸的中医辨证分型主要分为阳黄、阴黄两大证型。阳黄辨证特点如下：多由湿热之邪所致，发病急、病程短，其色泽鲜明如橘，伴发热、口干苦，小便短赤、

大便燥结，舌红、苔黄腻，脉弦滑数。阴黄辨证特点如下：由脾胃虚寒、寒湿内阻或肝郁血瘀所致，病程长、病势缓，其色虽黄但色泽晦暗，伴脘腹痞闷、畏寒神疲、气短乏力、纳食减少，舌淡白、苔白腻，脉濡缓或沉迟，或舌质紫黯有瘀斑，脉弦涩。利用 MRI 和 MRCP 观察，阳黄主要以胆管结石、炎症为主，阴黄主要以癌症为主。按肝内胆管扩张程度分级来看，阳黄以轻度为主，阴黄以重度为主；扩张形态方面，阳黄以枯枝征为主，阴黄以软藤征为主。

利用上述这些技术，我们可以无创地对比观察中医阴阳不同证型的体内脏器的状态，有助于我们进一步理解、研究和应用中医阴阳理论。

核分析技术助力"阴阳"学说

阴阳失调是机体阴阳消长失去平衡的统称，是由于脏腑、经络、气血等的相互关系失调引起的。其中阴虚和阳虚是两组常见的症候群，可发生在很多原因和机制各不相同的疾病中，且表现为多个器官和组织的功能变化。那么"阴阳"的物质基础是什么？阴虚和阳虚又是怎么发生的呢？

14 世纪，元代著名医学家朱丹溪提出"阳常有余，阴常不足"的理论；15 世纪，明代著名医学家张景岳提出"阳非有余，真阴不足"的理论。这些理论的共同特点是认为肾阴虚是人体衰老的根本原因，时至今日这个观点仍是指导中医防治衰老的重要理论。临床实践中也见到老年人辨证往往以阴虚气虚为多，很多老年常见病如阿尔茨海默病、帕金森病的患者也以肾阴虚为多。

20 世纪 80 年代，我国著名核医学专家夏宗勤带领团队参加了国家攻关课题"滋肾阴中药理论"的研究，与中医专家合作，发挥核技术的优势，用放射配基结合分析法测定多种受体，从细胞调控的角度寻找"阴""阳"对立面。通过建立多种虚证动物模型，以及检测临床虚证患者血清，他们发现患者都有一些共同特点，就是β受体-cAMP和M受体-cGMP的失平衡。β受体是交感神经递质受体，M受体是副交感神经递质受体。当交感神经与副交感神经处于平衡时，机体呈现正常功能。受环境、生理或其他因素影响而发生变化时，交感神经与副交感神经失去平衡，机体出现病理状态。夏宗勤团队利用放射配基结合分析法，研究了受体密度与亲和力的变化。放射配基结合分析法是利用放射性标记的配基与组织或细胞内的受体反应，形成放射性配基-受体复合物，终止反应后，去除未结合的标记物，测定结合物的放射性，就可以计算得出受体的密度与亲和力。利用放射配基结合分析法发现，"阳虚"模型的M受体-cGMP系统的反应性明显增强，而"阴虚"模型的β受体-cAMP系统的反应性增强，或M受体-cGMP系统的反应性降低[3]。

进一步，该团队还通过从宏观到微观，从实验治疗到理论探索，研究滋阴药物和助阳药物对疾病的调节作用。结果表明"阴虚"模型中给予滋阴药治疗，例如龟板、生地合剂、知母等，能使M受体-cGMP系统的反应性上升，而给予助阳药如附子或肉桂则使之进一步降低；"阳虚"模型中，给予滋阴药物生龟能使M受体-cGMP系统的反应性下降，而给予助阳药物附桂则使之改善。

也许有读者认为放射配基结合实验看不见、摸不着，很难理解，那用更直观的放射自显影技术可以实实在在地观测到受体的变化。放射自显影技术是通过放射性标记特异性配基，将其导入细胞或组织内，组织中的放射性使乳胶感光，利用感光的银颗粒原位观察标记物的位置和数量。通过这种方法可以准确判断放射标记化合物在体内的分布和定位等信息。上海交通大学医学院教授胡雅儿就用这种方法研究了滋阴药物知母的活性成分对老年大鼠脑内 M 受体分布的影响。从图 1‐12 中可以看出，正常大鼠脑内 M 受体的密度很高，老年大鼠脑内 M 受体的密度明显下降，而将滋阴药物知母的活性成分菝葜皂苷元给予老年大鼠喂食 2 个月后，其脑内 M 受体的密度明显升高。利用放射配基结合分析和放射自显影两种方法均证实，β 受体‐cAMP 和 M 受体‐cGMP 的系统失平衡，可采用中医的阴阳失调理论加以治疗[4]。

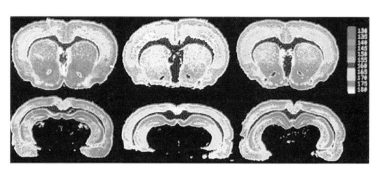

青年小鼠　　　　　　老年小鼠　　　　菝葜皂武元喂养的老年小鼠

图 1‐12　小鼠 M 受体放射自显影（彩图见附录）

中医"四时五藏阴阳"理论中，把机体的五脏六腑看作一个整体，各个系统之间互相联系，相互影响，在生理状态和病理状态下都通过某种联系对人体生命活动产生作用。但是五脏六腑如何做到互通有无，如何共同参与对机体的调节，如何

"牵一发而动全身"一直像个魔盒一样困扰着大家。北京中医药大学基础医学院李立华通过放射免疫分析的方法对此做了初步的探索。放射免疫分析法是利用放射性标记的抗原与未标记抗原竞争性地结合抗体，通过测定标记复合物的放射性，计算出未标记抗原的量。李立华用放射免疫分析法分别检测不同组织的重要成分，结果发现血管活性肠肽、胆囊收缩素、P物质在肺与肠上均有表达。在生理状态下，这三种物质的变化呈现稳定性和一致性；在外界刺激下，这三种物质均出现显著的变化。说明外界环境对机体五脏六腑的影响是客观存在的，并且有一定的物质基础。该研究初步探讨了中医藏象的科学内涵，并且为中医学脏腑整体论思想提供了理论依据[5]。

从上述这些例子中不难看出，各种核分析技术为探明中医阴阳学说的物质基础提供了非常重要的技术手段。先进的现代核分析技术成为研究中医深奥精髓的"加速器"，为打开中医博大精深的文化宝库提供了一把钥匙。

第 2 章

核技术在中药研究中的应用

中医药是中华文明的瑰宝，是中华民族智慧的结晶。中医药以其显著的疗效、独特的诊疗方式、系统的理论体系、浩瀚的文献史料，屹立于世界医学之林。而中药是中医疗效的载体，是中医药的重要组成部分，也是中医药传承和发展的关键因素。伴随着科技的突飞猛进，新技术、新材料、新仪器不断涌现并应用于中药学领域，极大地推动了中药学的发展和创新。

天人合一：中药的发展

我国中药学历史悠久，是我们祖先在长期医疗实践中积累起来的，具有独特的发展规律和应用特点。随着人们生活水平的不断提高，以及对健康的日益重视和追求，中药在人们日常生活中的应用越来越广，这也给中药学的进一步发展带来了机遇和挑战。

中药学的发展历程

在远古时期，没有医院和医生，缺乏基本的医疗条件和有效的药物，面对大自然的恶劣环境和机体的病痛折磨，我们的祖先只能在一次次的不断尝试中积累生存下去的经验和方法。例如，当人们身体不舒服时，在找寻食物的过程中吃了某些植物能让身体感觉好些，不舒服的症状有所缓解或者消除。同时，人们也难免误食一些有毒的植物，以致发生各种中毒现象。经过无数次的尝试，先民们逐渐积累了辨别食物、药物和毒物的经验，逐步总结出中药的原始知识。

随着社会的进步，进入原始氏族社会后，生产力提高，农业和畜牧业得到了发展，先民们在日常劳作中认识和发现了更多的药物。《淮南子·修务训》中记载："神农尝百草之滋味，水泉之甘苦，令民知所避就。当此之时，一日而遇七十毒。""神农尝百草"虽为神话传说，但也反映了劳动人民在艰苦的劳动和生活实践中不断积累了对药物的认识和使用经验，并将这些用药知识记录和传承下来。

进入奴隶社会，手工业逐步发达，各种陶制器皿出现，从而为中药的炮制和加工创造了条件，代表性的成果就是商代汤剂的出现。相传商代烹饪大师伊尹从食物的加工方法中获得启发发明了汤剂，使中药从生药变成熟药，不仅服用方便，提高了疗效，降低了毒副作用，同时还可将不同药性和作用的药材同时加工炮制，促进了复方药剂的发展。这个时期出现了最早记录药物的古籍《诗经》和《山海经》，这两部典籍虽非中药专著，但却分别收录了100多种药物，记录了具体品种的采集方法、性状、产地和服用季节、方法等，并按病种进行了分类。

秦汉时期，内外交通日益发达，特别是西域的丝绸之路打开后，大量少数民族和边远地区的中药材被发现和应用，极大地丰富了中药学的内容。中国现存最早的一部中药学文献典籍是成书于西汉末年的《神农本草经》，全书记载了365种药物，按药物功效和毒性分为上、中、下三品，同时论述了中药基本理论，提出了辨证用药的思想，这对中药学的发展起到了奠基作用，具有重要的历史价值，被誉为中医四大经典著作之一。

隋唐时期，经济、社会发达，对外交流和贸易往来增加，从西域和印度等地输入了很多外来药品，进一步推动了当时医药学的迅速发展。唐显庆四年（公元659年），我国首部由政府颁布的药典——《新修本草》（又名《唐本草》），以《本草经集注》为基础，搜集并整理了约850种药物，并以实物标本进行描绘，增加了药物图谱和文字说明。由于《新修本草》是国家组织修订和发布的，因此它成为世界上最早的药典，比公元1546年出版的欧洲《纽伦堡药典》要早800多年。

宋代作为中国历史上经济最繁荣、科技最发达的朝代，以火药、指南针、活字印刷术为代表的发明给中国和世界科学的发展做出了巨大的贡献，同时也促进了宋代中药学的蓬勃发展，即药品数量增加，功效认识加深，炮制技术改进。北宋开宝六年（公元973年）至嘉祐五年（公元1060年）先后三次颁布官修本草《开宝新详定本草》《开宝重定本草》《嘉祐补注神农本草》。而宋代本草学的代表作当首推唐慎微的《经史证类备急本草》，该书收集整理了经史百家240余种典籍中有关药学的资料，全书31卷，载药1746中，附方3000余首，每味药物都附有图谱和炮制方法。该书集前人著作之大成，成为我国大型骨干本草编写的范本，沿用500余年。

到了明代，我国伟大的医药学家李时珍（见图2-1）在《经史证类备急本草》的基础上，参考了800多部医药著作，经过长期的考察、收集、研究和临床实践，历时 20 余年，三易其稿，终于在公元 1578 年完成了 200 多万字的中医药科学巨著《本草纲目》。该书共 52 卷，载药 1 892 种，绘图 1 160 幅，附方 11 096 首。本书虽为中药学专著，但涉及范围广泛，对植物学、动物学、矿物学、物理学、化学、农学等多学科知识也有很多记载，其影响也超出了本草学的范围。本书自 1596 年刊印后，风靡全国，17 世纪即流传海外，成为不朽的科学巨著。

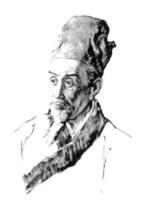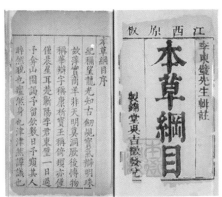

图 2-1 李时珍和本草纲目

　　清代，在《本草纲目》的影响下，研究本草之风盛行。一方面，进一步对《本草纲目》中的不足进行了修订，以赵学敏的《本草纲目拾遗》为代表；另一方面，从临床需要出发，以适用为原则，对《本草纲目》进行了精简和整理，如刘若金的《本草述》、汪昂的《本草备要》、吴仪洛的《本草从新》等。

　　新中国成立后，党和政府高度重视药典编撰工作，从 1953 年起陆续出版了 11 版《中国药典》，目前颁布实施的是

2020 版。该版本药典一部中药部分收载中药材和饮片、植物油脂和提取物、中成药等共计 2 711 种。药典广泛应用现代药物分析检测技术，不断完善中药质量标准，加强对中药材来源品种鉴定、含量控制指标、农药残留、重金属限量的规范化和标准化。《中国药典》是中药生产、经营、使用、检验和监督管理部门共同遵循的法定依据，有力地推动了中药现代化的发展。

中药学是中华民族长期以来同疾病做斗争的智慧结晶，从汉代开始，历经几千年，代代相传、逐步演进，具有完整的理论体系和丰富的实践经验，最终形成独具东方文化特色和人文精神的科学体系。

中药应用的特点

到中医院看病时，常常发现医生开的中药处方里往往不止一味药，少则四五味，多则二三十味，即使是中成药，其列出的成分通常也包含很多味中药。而西药的处方则非常简单，常常只有一至两种药。从药效上来看，总体感觉是中药起效较慢，不良反应较少；西药则用药简单直接，起效迅速，但往往不良反应较多。出现这种用药差异的根源就在于中医和西医认识和反映疾病过程的角度和原理不同，在中医药理论指导下的用药有其自身的特点和方式。

1）中医遣方用药的基本模式——辨证论治

由于对人类疾病过程的认识和反映角度不同，西医和中医形成了完全不同的两个医学核心概念，西医理论的核心是"病"，中医则是"证"。

现代西医强调"致病因子"说，认为机体受到化学有害物质、辐射、寄生虫、微生物、病毒等多种因素的影响时，都可以找到形态结构方面的或生化代谢方面的特定变化，且可以确定出来自生物、物理、化学的特定原因，并能找到相对应的治疗手段。因此，其治疗模式是辨"病"治疗，采取对抗性思维，主张定点清除致病因子。例如生活中的常见疾病——感冒，西医根据致病因子将其分为病毒性感冒和细菌性感冒，分别采取抗病毒药物和抗生素进行治疗。

中医学则强调"天人合一"的整体观，将人视为一个整体，认为人的形体和精神、人体与外部自然和社会环境不可分割。因此，中医诊治疾病采取的基本模式是辨"证"论治。"证"是指不同患者在与疾病有关的各种因素作用下产生的不同反应状态，是个性化的病理现象。中医的辨证论治又称辨证施治，是指通过"望、闻、问、切"四种诊断方法，根据中医理论对患者复杂的症状进行综合分析，确定为某种性质的"证"（证候），这个过程就是"辨证"；之后根据中医的治疗原则，拟定治疗方法，这就是"施治"。两者在诊治疾病的过程中是不可分离、相辅相成的。同样是感冒，中医根据患者证候的不同，区别风寒、风热、暑湿兼夹，以及虚体感冒等情况，并在此辨证基础上进行相应治疗。例如，如果是恶寒重，发热轻，无汗的风寒束表证，用辛温解表的荆防达表汤；如果是身热较著，微恶风，汗出不畅的风热犯表证，则用辛凉解表的银翘散；若为头昏重胀痛，口中黏腻，渴不多饮，舌苔薄黄而腻的暑湿伤表证，则用清暑祛湿解表的新加香薷饮。

2）中药应用的主要形式——配伍用药

西方人的线性思维方式居多，强调直觉主义，其显著特点就是不由自主地与周围的事物隔离开来，缺少统一协调性。这种思维模式应用到医学中，就会出现"只见病、不见人"的情况，即把人体的各个脏器独立开来看，对人体和疾病的研究可以细致到分子级别，希望找到具体致病因子，针对性地加以消除，一劳永逸地解决整个疾病问题。在治疗上则表现为"头痛医头，脚疼医脚，见菌杀菌，见炎消炎，糖高降糖，脂高降脂"的用药方式。

而中医在辨证施治的指导思想下，强调立足于整体，综合考虑疾病所涉及各个方面的标本缓急，重视脏腑功能、气血阴阳之间的相互联系，通过复方配伍的形式使用药物。方剂配伍理论包括君臣佐使、四气五味、五脏补泻、七情、归经等，其中君臣佐使配伍理论在临床中应用较多。"君药"为针对主病或病证的主要方面起主要治疗作用的药物；"臣药"为辅助君药加强其治疗作用，或针对兼病或兼证起治疗作用的药物；"佐药"为配合君、臣药以加强治疗作用，或消除或缓解君、臣药毒性与烈性的药物；"使药"能够引导方剂中的诸药到达疾病所在位置，对诸药的作用起调和效果。中药复方中各个组成部分不是单打独斗、各自为战的，而是分别从患者的病因、证候、症状等不同方面予以考虑，同时兼顾减毒、增效、引经、调和等问题。配伍用药是对中药药性和药理的一种优化组合，形成既有分工又有合作的整体有制之师。如图 2 - 2 所示为补肾名方"六味地黄丸"的配伍组成。

3）中药取效的关键——方证相应

中医配伍用药的直接体现就是方剂的广泛使用。方剂是在辨证方法的基础上，根据证候群中主治病证的基本病机，选药配伍组成，以达到药物间的协同作用，并调和药物的偏性。由于致病因子的性质、强弱、数量、侵入途径的不同，以及季

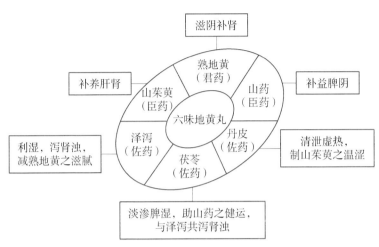

图 2-2　补肾名方"六味地黄丸"的配伍组成

节、地域、机体状态、年龄、性别等因素的差异，不同个体对于疾病的应答状态是不一致的，随之表现出来的"证"也会各不相同。方证相应就是以不变应万变，抓住患者所表现出来的主要病症或病机，使方剂的主治病证范畴、组方的理法与之相符合，做到主次分明、治标治本，充分发挥方剂中药物的治疗效果，实现对疾病的综合全面诊疗。

4）中药的作用方式——整合调节

西药在对抗思维引导下，其应用以对抗补充作用方式为主。他们将疾病当作"敌对方"，把身体作为药物与疾病作战的"战场"，较少考虑产生这些疾病在身体方面的内在深层次原因，且较少考虑这些治疗方法对身体本身的影响。如抗生素的发明和应用拯救了大量的垂危生命，但却是一个"杀敌一千，自损八百"的过程，其广泛使用会在抗菌治病的同时，破坏机体的微生态环境。特别是随着抗生素滥用现象的增多，变异细菌对抗生素的耐药性不断增强，于是开发出作用更强的抗生素加以对抗，如此循环下去。中药治病不是以消除原始致病因素及逆转病理变化为特长，而是从整体上着眼于各种因素引起的机体反应状态，改善多个系统的功能失调，消除病理产物的复合刺激，纠正病理偏颇，因势利导调动机体的抗病能力和调节适应能力，恢复内稳态，起到整合调节的效果。

中药发展面临的问题和前景

中药虽然在我国有着悠久的应用历史，但随着社会、经济和科技的发展，其自身的不足也逐渐显现。近代以来，医药界一直推崇西医西药，对中医药的完善和创新不够重视，中医药面临的生存和发展问题也更加突出和紧迫。当前，需要对中医药存在的问题有清楚的认识，并将新技术、新工艺、新设备、新理念与传统中医药基本理论相结合，推动其创新和进步并焕发新的生命力。

1）临床用药积累的经验多，但缺乏翔实记载

中药的应用已有几千年历史，众多古代医师在长期的临床治疗实践中积累了丰富的用药经验，形成了系统的中医药治疗理论和方法。但中医强调辨证论治、方证相应下的个性化配伍用药，治疗过程大多是医师根据自己对患者疾病的判断和自己的临床经验加以用药，常常出现同药不同方、同方不同病的情况，不同的中医派别对相同疾病的治疗理论和方法也不尽相同。而且，完整系统地记载这些临床用药病例的古籍文献很少，且多是以归纳、总结、推理、主观描述为主的叙事性评价，评价的指标单一，评价的结果简单（多为愈、暂愈、不解、甚、死、不治等结局性评价词汇）。现代西医的循证医学

虽然可以被中医借鉴和应用，但中医药临床研究证据基础薄弱，证据产出困难，研究力量分散，从而使得将循证评价方法用于中医诊治而出现"水土不服"。因此，各种问题给中药临床疗效的科学评价和系统研究带来较大的困难。

2）中药治疗疾病的物质基础研究不清

中药纷繁复杂，种类多样，数量庞大，含量悬殊。据统计，目前有12 807种中药材、5 781种中成药、61 739首中医方剂（出自《普济方》）。这其中共发现了9 000多种黄酮类、40 000多种萜类、10 000多种生物碱、8 000多种酚酸类成分。此外，单味或复方中药在炮制加工和体内转运时还会发生氧化、还原、水解等代谢和转化反应，从而产生更多的新生化合物，这就造成中药的治病机制不清楚、具体作用不明确，限制了中药的进一步发展和临床应用。因此，开展中药谱效关系的研究，弄清中药的药效物质是阐明中药药理作用及其机制和临床疗效的先决条件，也是深层次开发中药方剂、改进工艺和剂型、制定质量标准、提高临床疗效的重要基础，是中药研究现代化的重要组成部分。

3）中药材的质量参差不齐，标准不统一

中药材是中医药事业传承和发展的基石，中药材的质量是确保中医临床治疗安全有效的关键。中药材的品种和产地不同、采摘时间有差异、入药部位不一致、炮制工艺不统一等因素，必然对中药材的质量和最终功效产生极大的影响。譬如，在药材品种上，若用北豆根替代山豆根、山银花替代金银花、山杏替代乌梅等，必然造成功效的改变或毒副作用的增加；在药材产地上，鱼腥草主要在湿润、阴凉、弱光的中性沙壤土上生长良好，且以野生为佳，如果在普通的农田里人工种植鱼腥草，则质量就下降很多；在种植时间上，大黄需 2～3 年，甘草需 3～4 年，丹皮需 3～5 年，若提前采摘易造成活性成分含量不够，药效降低；在入药部位上，当归头止血，当归身补血，当归尾破血（催血），切勿乱用，否则功效完全相反；在炮制加工工艺上，马兜铃中的马兜铃酸具有肝肾毒性，需要用蜂蜜炮制或炒焦、姜制解毒，如果直接入药则毒副作用明显。因此，严格控制中药材的质量，有效辨别中药材的优劣真伪，强化中药材的道地性和规范生产（种植、采收、炮制）操作，是保证中药材质量稳定和可控的重要措施。

4）中药制剂水平有待提高，新制剂仍待检验

中药制剂是指在中医理论指导下，以中医方剂为基础、中药材或饮片为原料，经药剂学方法加工制成的便于临床应用的一定剂型形式。传统的中药制剂主要包括固体形式的丸、丹、膏、散，液体形式的汤剂等。由于经济、社会和技术发展等方面的历史原因，传统的中药制剂工艺相对比较落后，质控水平存在诸多问题，不能充分发挥中药的药效、保证药物的安全性、提高患者用药的顺应性，难以满足当前社会发展的要求。目前，新的制剂技术发展迅猛，纳米技术、超细粉碎技术、脂质体技术、微囊化技术、缓控释技术、靶向技术等应用于中药制剂开发中，各种新型辅料也广泛用于中药制剂中，推动了中药制剂技术的发展和中药现代化。然而，对新制剂和新技术与中医药理论之间的契合性缺乏广泛和深入的研究，新技术、新辅料对于中药药效的发挥、毒副作用的改变还有待动物实验的验证和临床用药的检验。

寻根溯源：中药作用机制的探索

　　中药作为我国的国粹之一，是通过代代传承和创新发展而来。中药现代化就是将传统中药与高科技"嫁接"，遵循严格的规范标准，充分利用现代科学技术的发展契机，将新科技、新技术、新方法与传统中药的基础理论研究、临床应用创新、制剂技术革新相结合，研究出优质高效、安全稳定、质量可控、服用方便，并具有现代剂型的新一代中药。

中药现代化研究的方法和技术

　　一直以来，中药的基础研究处于滞后状态，科技含量较低，产品的有效性和安全性没有可靠的科学数据加以证明，从而使人民群众对于中药缺乏足够的信心和支持，也给中药走向国际带来了困难。因此，中药的现代化需要从基础研究抓起，打破传统思维模式，将中医药理论与西医西药、化学、生物等学科交叉融合，采用先进研究方法，针对中药材质量、药效物质基础、药材加工工艺、制剂生产等各个方面进行深入、规范的研究，以提升中药的科技水平。

1）中药现代化首先应从中药材的质量抓起

　　我国幅员辽阔，自然资源丰富，中药材的品种非常复杂。同一类中药材中往往有多个不同品种，如被道家经典著作《道藏》列为"中华九大仙草之首"的石斛就包括金钗石斛、流苏石斛、叠鞘石斛、铁皮石斛、齿瓣石斛、霍山石斛等多个品种（见图2-3）。而在1963年版至2005年版的《中国药典》中，石斛药材仅收载有金钗石斛一个品种，自2010年版开始增加为金钗石斛、铁皮石斛两个品种。由于同一类型的中药材的产地和品种不同，化学成分差异较大，因此其活性和药效也有很大区别。要想提高药材质量，就必须从源头抓起，确定稳定而优质的中药材种源是当前中药研究与应用的紧迫问题。需要通过植物分子遗传学技术，对中药材的优良品种进行筛选和研究，建立和完善"种质基因库""道地中药材"生产基地和物种资源保护库，促进优良品种中药材的可持续发展和利用。

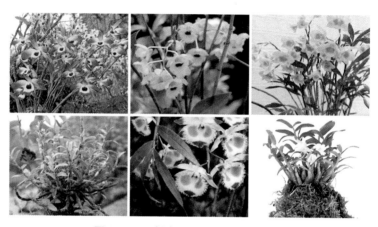

图 2-3　石斛常见品种（彩图见附录）

注：上排从左到右分别为金钗石斛、流苏石斛、叠鞘石斛；下排从左到右分别为铁皮石斛、齿瓣石斛、霍山石斛。

2）中药复方药效的物质基础研究和作用机理研究

中医治疗中，使用单味药的情况相对较少，大部分是以中药复方的形式使用。复方的协同增效、联合干预措施，可以实现对疾病的多靶点联合调节，提高疗效。中药复方本身就是一个繁杂的成分体系，其被摄入人体后产生多靶点整合治疗结果的药效物质基础则更是一类复杂的化学物质的组合。这些组分可能来自中药本身的原型成分、中药制备过程中产生的物质及在人体内代谢产生的代谢产物。因此，中药现代化基础研究的核心就是中药复方的物质基础研究。该类研究一方面可以利用系统提取、分离、富集等处理方式，再结合药理学活性实验进而探明药效的物质基础，例如采用谱效关系研究、多靶点高通量筛选等；另一方面，机体本身会对药物进行处理，利用相关技术对体液或血液中的药效成分进行分析就能够发现药效的物质基础，如采用分子生物色谱技术、血清药物化学分析、代谢组学研究等。同时，在药效物质基础研究的基础上，在细胞、分子水平建立中药药效活性成分的筛选方法，研究药物在体内分布、转运和代谢的途径，药物与蛋白、核酸等生物大分子相互作用的原理，以及对受体、离子通道、酶的影响，可进一步阐明药效物质与作用靶点之间的关系。

3) 中药生产工艺的改进和创新

中药生产工艺的规范化、现代化是保证和提高中药药效、降低毒副作用的重要保障。传统的中药炮制、提取和制剂生产工艺大多凭借经验，缺乏质量控制方法和指标，技术和设备相对落后。因此，一方面需要采用先进分析方法（高效液相色谱法、气相色谱法、质谱法、超高效液相-质谱串联法等）对中药炮制、提取前后的成分进行检测，制定鉴别标准，建立多成分含量测定方法和全过程质量控制体系，将传统经验数据化，指导中药的加工和生产。另一方面，需要加大新技术、新设备、新工艺在中药提取和制剂生产中的应用，使提取效率提高，保护中药活性成分，进一步提升制剂加工水平，提高中药的有效性、安全性及稳定性。

4）中药标准规范的现代化

质量稳定、可控是中药安全性和有效性的重要保证，中药的质量控制和评价是制约中药现代化发展的关键问题之一。虽然我国已经建立起国家中药标准体系，拥有现行中药国家标准 7 000 多个，但总体技术水平较低，需要进一步提高和完善。包括中药材、中药饮片、中药提取物和中药制剂在内的所有类型的中药均需制定科学合理的标准，才能保证中药质量的稳定、均一和可控，实现中药的生产过程控制和质量可追溯性。此外，中药还要面对外源性有害物质的影响，主要包括重金属及有害元素残留、农药残留、真菌毒素残留等。针对上述有害物质，首先需要采用先进的分析检测技术提高检测的灵敏度、检测限和检测范围，其次是制定相应的限量标准，以提高中药的质量和临床安全性，避免有害物质残留所引起的用药慢性中毒等问题。

药物 GPS 系统——核技术用于中药作用靶点的探索

苍茫大地或浩瀚海洋，当我们置身其中时，如何才能知道我们的正确位置？驾车前行或腾空飞行，当我们留恋于窗外美景时，如何才能知道哪里是我们的前进方向？伴随现代科技的发展，通过手机、汽车、飞机、轮船上的信号接收装置，全球卫星定位系统（GPS）给了我们准确的位置、海拔、方向等信息，使我们不会茫然无助，失去方向。同理，当我们的身体出现不适时，需要服用各种药物进行治疗。而药物只有到达病灶部位才能发挥疗效，如果药物分布到了其他正常、健康的脏器组织，则有可能产生相应的毒副作用。那么问题来了，我们吃下去的这些药物去了身体的哪个位置呢？是到了我们期待的病灶部位，还是在我们身体里漫无目标地四处游荡？如果我们能给药物安装上一个类似 GPS 的定位系统，不就可以知道它们的准确位置了吗？核技术就是帮助我们解决上述问题的药物 GPS 系统。

传统的 GPS 定位系统尺寸很大，显然无法直接安装在药物分子上，那么药物分子的信号装置是什么呢？经研究发现，可以通过放射性标记技术在药物分子的化学结构中引入 ^{99m}Tc、^{131}I、^{18}F、^{11}C 等放射性核素。由于这些核素会释放出能够穿透人体的 γ 射线，就像 GPS 定位信号，当药物分子在人体内转运和分布时，利用体外的探测仪器收集标记药物的 γ 射线信号，再通过计算机对这些信号进行计算、处理和模拟重建，我们就可以知道药物分子在人体内的具体位置和分布变化情况了（见图 2-4）。这种技术称为放射性核素示踪技术，该技术可以从分子水平上揭示人体的生理、生化及代谢变化，实现对人体内部生理或病理过程无创、实时的功能成像，因此可以用于中药活性成分体内作用靶点和机制的可视化研究，从而揭开中药复杂作用机制的神秘面纱。

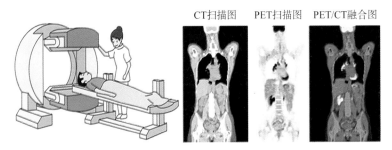

CT扫描图　　PET扫描图　　PET/CT融合图

图 2-4　正电子发射计算机断层成像 PET/CT 扫描图（彩图见附录）

下面以小檗碱（俗称"黄连素"）和脑溢安颗粒为例，介绍利用放射性核素示踪技术分别研究其作用机制的原理。

1）黄连素作用机制研究

线粒体是细胞进行有氧呼吸的主要场所，是细胞中制造能量的"微型发电站"，机体细胞的大部分能量均由线粒体供给。线粒体的功能如果发生障碍必将导致细胞的能量供应失衡，从而危及细胞的生存。线粒体结构与功能的异常是引起心血管疾病、神经功能异常、肿瘤、糖尿病、遗传疾病、发育异常、免疫功能失调等临床常见重大疾病发生和发展的重要原因。

俗话说："打蛇打七寸"，针对线粒体这个细胞的"七寸"要害部位，如果瞄准抑制肿瘤细胞的线粒体呼吸链功能研制抗肿瘤新药，有可能导致肿瘤细胞消亡。大量体外细胞抗癌研究结果表明，黄连素能够通过抑制多种肿瘤细胞的线粒体呼吸链，诱导肿瘤细胞凋亡，包括结肠癌、前列腺癌、胶质母细胞瘤、胃癌、表皮样癌、肝癌、胰腺癌、乳腺癌、口腔癌、舌癌、白血病和黑色素瘤等疾病，具有广谱抗肿瘤活性。那如何证明黄连素在生物体内具有肿瘤靶向性分布的特征从而发挥其抗肿瘤活性呢？有研究者采用放射性核素示踪技术，用放射性核素[18]F标记黄连素衍生物，经兔肿瘤模型静脉注射给药，1小时后进行动物活体 PET/CT 显像，肿瘤轮廓清晰显影，肿瘤和肌肉的放射性比值高，表明[18]F 标记黄连素衍生物在生物活体内具有肿瘤靶向性分布特征[6]。分析其原理发现，生物细胞膜及线粒体膜具有电负性的特点，正负电荷的相互吸引作用使其能选择性地聚集亲脂性阳离子，而肿瘤细胞的线粒体膜的跨膜电位高于正常细胞，因此肿瘤细胞比正常细胞更易于俘获阳离子化合物。黄连素分子结构中带有亲脂性的季铵氮基团，在生物体内能电离为带正电荷的阳离子。肿瘤细胞膜和正常组织细胞膜的电性差异，使得黄连素分子能够被肿瘤细胞选择性摄取，尤其是摄取在线粒体基质内，发挥其抗肿瘤效应。

2） 脑溢安颗粒作用机制研究

除了在活体检测中使用放射性核素示踪技术，也可以利用射线能量较低的 ^3H、^{14}C、^{32}P、^{35}S 等放射性核素标记离体样本分析，研究药物的作用靶点和机制。脑溢安颗粒具有平肝熄风、凉血泻火、行血化痰的功效，主治急性脑出血肝阳化风证和痰热腑实证。药效学研究表明，脑溢安颗粒能促进脑血肿吸收，减轻脑血肿周围组织水肿，降低缺血脑组织的神经细胞伤害。

脑溢安颗粒的临床功效显著，那其作用机制又是怎样的呢？这其中的关键物质是一氧化氮（NO），它是一种具有自由基性质、结构简单的小分子气体，是许多血管内皮分泌的一种血管舒张因子。当血管内皮细胞受到化学刺激或物理刺激时就会产生 NO，调节血管舒张力，从而调节血流量及血压。在缺血性脑损伤疾病中，NO 会大量生成，此时其有害的自由基性质会对脑细胞产生严重的毒性作用。显然，分析体内 NO 水平能够预测和评估脑损伤的严重程度。但由于 NO 本身极不稳定，多被内皮细胞同时产生的氧气所氧化，存在时间仅 $3\sim5\,s$，难以直接测定。而探究 NO 的生成机制可以发现，体内 NO 是左型精氨酸在诱导型一氧化氮合酶（iNOS）的催化作用下与体内的分子氧反应生成，精氨酸同时转化为瓜氨酸，因此通过检测 iNOS 能够间接分析和评估体内 NO 的水平。

在脑溢安颗粒的作用机制研究中，研究者采用 $^3H-L-$ 精氨酸转化测定法，通过检测转化产物 $^3H-$ 瓜氨酸的放射性活度，以评估 iNOS 的活性[7]。动物实验研究结果表明，血肿周围缺血脑组织的 iNOS 活性水平显著高于脑出血前水平。脑部超微结构观察也表明脑损伤与 iNOS 的活性增高有关。而经脑溢安颗粒治疗 7 天后，可明显抑制脑出血大鼠脑组织的 iNOS 活性，减轻脑水肿和脑细胞损伤。因此可认为，脑溢安颗粒可能是通过抑制 iNOS 的活性、减少 NO 生成量，进而减轻 NO 自由基对缺血脑组织细胞结构的损伤，从而对脑出血后继发脑缺血性损伤具有保护作用。

拨云见日：中药药效的评价

药物是用来治病的，如果一种药物不能治疗相应的疾病就是不合格的。药效是药物的主要质量特征，是对药物的基本要求。那如何评价药物对某种疾病的治疗效果呢？因为西药的主要成分单一，适应证明确，因此现代药学已经建立了较为完善的临床药效评价体系。中药对疾病的治疗是从整体观出发，不仅针对病因治疗，更注重改善和调整人体脏腑、气血功能，着眼于患病的"人"，而非人患的"病"。但是，中药药效的评价方法多是中医专家在实践治疗过程中对个案病例或系列病例的经验总结，大多缺乏严格设计的前瞻性临床试验研究。同时，中医的辨证论治提倡个性化治疗，导致治疗措施变异性大，疗效重复性差，加大了中药临床疗效的评价难度。

传统中药药效评价方法

传统中药药效的评价方法主要包括中药毒性评价、中药药效证候动物模型评价、中药药效的多指标评价。

1) 中药毒性评价

药物应用于疾病的防治时均具有两重性，即治疗效应和毒性效应。自古中医就认识到中药的毒性，并在中药的长期实践中形成了独特的"药毒理论"，认为毒性即药物的偏性，无药不有，以偏纠偏是中药治病的基本原理。金代医学家张子和说："凡药皆有毒也，非止大毒，小毒谓之毒。"由于大众对中药普遍存在认识偏差，部分人将中药误读为无毒，而不加辨证地应用，产生不应有的毒性不良反应。另一部分人则只看到中药的不良反应和不合理使用中药造成的疾病事件，而过分夸大了中药的毒性不良反应。由于毒效关系的存在，正确评价中药的毒性作用是中药药效研究的一个重要方面。我们应系统研究和发现"有毒"中药材的效应物质基础、中药的药效-毒效的特征和相互关系、毒性反应的表现和特点、毒性作用的靶点和机制、毒性成分的体内代谢过程、毒代动力学特征，以及中药的生产加工和复方配伍等实践应用对其毒性的影响，构建中药的风险/效益分级评估模型，有效地预测风险，从而控制中药安全事件的发生，保障中药的临床安全使用。

2) 中药药效证候动物模型评价

动物实验是现代医学研究必不可少的手段，建立正确的动物模型是现代中医药研究发展不可或缺的实验基础。西医的动物模型聚焦细胞、组织、器官等结构与功能方面的病理变化，从全程和特征上认识疾病本质，研究药物药效。西医的这种病理模型由于缺乏中医理论指导和中医证候因素，直接应用于中药研究时难以得出客观、准确的评价结果。当前，病证结合动物模型日益成为中医实验动物模型的研究热点而广受关注。该模型将现代医学中，西医所确定的疾病模拟建立于动物身上，同时利用中医理论作为指导，叠加中医的病因、病机等相关因素，将中医的证候复制到动物模型上，使研究的模型既具有了西医疾病特点，又具有了中医证候特征。病证结合动物模型的应用有助于实现中药的"辨证论治，方证相应"的治疗效果，将微观与宏观、抽象与具体整合，使中医药研究更具有严谨性和可靠性。

3）中药药效的多指标评价

在中医理论指导下应用的中药具有多效性，能从多方面调理紊乱的机体功能，具有"祛邪不伤正"的作用特点。针对中药的这种全面调理作用，在中药药效指标的选择上既要从"正气"——机体内在的抗病机制考虑，又要从"祛邪"——对致病因子的直接杀灭、抑制方面考虑。只有选择合适的观测指标，系统评价中药的临床主要证候疗效，并采用理化检查（如影像学指标、生化指标、病理指标等）方法，从功能、组织、细胞、基因方面多水平进行定性、定量考察，同时综合考虑机体的整体状况，如生存质量、并发症发生率、不良反应、死亡率、寿命长短等，才能充分体现中药的多靶点、多途径、多层次整体综合调节作用的特点，进而对中药药效做出正确评价。

中药药效的核技术快速评价和可视化

随着核医学影像设备的不断发展和进步，放射性核素示踪技术可以通过对体内探针的实时跟踪和监测，绘制出探针在体内分布的时间和空间的变化情况，从而可视化地展现药物对人体各脏器、组织的潜在影响。中药的药效发挥注重对机体各脏器的整合调节，纠正失衡的内稳态，整个过程相对缓慢，药效显现也相对滞后。而通过具有高灵敏性、高分辨率特点的放射性核素示踪技术则可以在用药早期阶段就观察到中药活性成分在体内的分布情况和对机体各部位的影响，从而快速地预测和评价中药的药效。

下面我们以用柴胡疏肝散治疗肝气郁结证时对脑部能量代谢的影响为例，来说明放射性核素示踪技术在中药药效评价方面的应用前景。

1）肝气郁结证与脑功能的关系

肝脏是人体重要的功能器官，主疏泄，具有生长升发、条达舒畅的特性。五脏发病之中肝病占 39.6%，而肝气郁结证及其相兼证候就占了肝病总数的 41.9%。肝气郁结证是肝病的核心证候，也是肝病的基本病理机制。研究表明，肝气郁结证与脑功能的变化存在紧密联系。"脑为元神之府"，为五脏六腑的司令官，脑与五脏之间通过经络建立了广泛的联系，生理上相互协调，病理上互为影响。其中，肝脏与脑的高级功能关系非常密切，二者在治疗上也相互关联。因此，大部分神经科学领域的疾病也可以考虑从肝气郁结证的角度进行论治，临床疗效显著。

2）影像学方法在脑功能研究中的应用

众多学者借助于现代医学的先进方法和手段进行了肝气郁结证的相关研究，从神经、内分泌、循环、免疫等系统和心理学、基因组学、蛋白质组学及代谢组学等各个层次，测定发现了许多与肝气郁结证相关的微观指标。但这些指标多以生化方法研究为主，很少有直观、可视的影像学研究；以静态的死体研究较多，动态的活体观察较少，不能真正反映中医动态观和整体观的特点；局部机理研究较多，整体或系统条件下的调控机制研究较少。

随着脑功能成像技术的发展成熟，掀起了近代脑科学领域的一场革命。正电子发射计算机断层成像（PET）、单光子发射计算机断层成像（SPECT）、功能磁共振成像（fMRI）、脑磁图（MEG）等成像技术具有无创性、整体性和功能成像的优点，非常符合中医整体性、功能性的特点，这为寻找肝气郁结证在脑功能改变方面的客观证据提供了可能性。其中，PET技术可以采用超短半衰期的放射性核素（如^{18}F、^{15}O、^{13}N、^{11}C等）标记人体代谢所必需的物质（如葡萄糖、蛋白质、核酸、脂肪酸等），制备成放射性探针，注入人体后进行扫描显像。由于机体的生理、生化、病理等活动的变化，这些放射性探针在正常机体和患病机体的不同情况下，在不同组织中的分布会发生改变。由于具有高特异性、高灵敏度、定位精确度高、连续成像等特点，因此PET技术能够精准地获取人体动态功能和代谢变化信息，并以三维的人体图像展现出来。PET技术是在分子水平上显示活体器官代谢、受体和功能活动的影像技术，为肝气郁结证的基础研究及临床研究提供了良好的技术平台。

在放射性探针方面，氟代脱氧葡萄糖（$^{18}F-FDG$）是目前临床应用最广泛的正电子核素放射性探针。它与天然葡萄糖的化学结构相似（见图2-5），也能够通过与葡萄糖相同的转运载体被葡萄糖高利用率的细胞所摄取，如脑细胞、心肌细胞、肾脏细胞、癌细胞等。但被氟取代后的结构差异性使其无法继续参与后续葡萄糖代谢过程，因此$^{18}F-FDG$在细胞内只进不出，不断滞留和累积，影像上表现为放射性信号的增强。因而，$^{18}F-FDG$的分布情况很好地反映了体内各脏器组织的细胞对葡萄糖的摄取及磷酸化改变的情况。在脑部疾病的诊断和研究中，^{18}F‑FDG‑PET 技术通过监控脑部的葡萄糖代谢，能够及时了解并掌握脑部各区域能量代谢的异常情况。

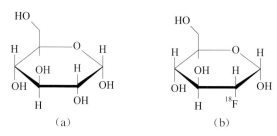

图 2‑5　葡萄糖和氟代脱氧葡萄糖的化学结构式
(a) 葡萄糖；(b) 氟代脱氧葡萄糖

因此，^{18}F‑FDG‑PET 技术可以用来研究肝气郁结证与脑功能变化之间的相互联系，并评价和证明相关中药对于肝气郁结证的治疗效果。以肝气郁结证模型大鼠为研究对象，PET功能成像法可以找到肝气郁结证相关脑区的功能定位信息[8]。与正常大鼠相比较，肝气郁结证模型大鼠的相关脑区呈现葡萄糖代谢降低，即脑功能减弱的情况，这些区域包括顶叶、左侧额叶、下丘脑、右侧前扣带回与双侧后扣带回等（见图 2‑6）。葡萄糖代谢增高的脑区域则有左侧海马旁回、额叶、颞叶、岛叶、右侧基底核及丘脑等（见图 2‑7）。肝气郁结证相关脑区的上述实证支持了肝气郁结证存在心境障碍的中医判断，为肝气郁结证的主观辨证提供了客观的可视性实验依据。

3）放射性影像学核技术在用柴胡疏肝散治疗肝气郁结证中的评价作用

中药经典名方柴胡疏肝散具备疏肝解郁、消胀止痛的功效，主治因肝气郁结所导致的众多中枢神经系统和消化系统的

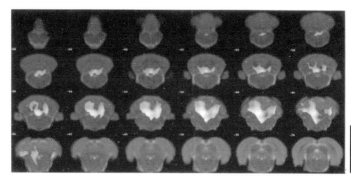

图 2-6　肝气郁结证模型大鼠葡萄糖代谢降低脑区激活图（冠状图）
　　　　（彩图见附录）

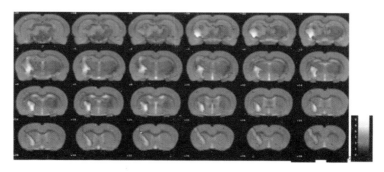

图 2-7　肝气郁结证模型大鼠葡萄糖代谢增高脑区激活图（冠状图）
　　　　（彩图见附录）

不适症状，如恐慌、心悸、失眠、乏力、抑郁、焦虑、易怒、上腹部疼痛、餐后饱胀、嗳气、纳差、头痛等临床表现。《景岳全书·古方八阵·散阵》所记载的柴胡疏肝散主要由柴胡、香附、陈皮、枳壳、芍药、甘草、川芎七味药组成。其中，柴胡、香附合用可加强疏肝解郁作用以治肝郁之本而为君药；陈皮健脾燥湿，枳壳宽胸理气、行气导滞而为臣药，发挥行气消痞作用以加强君药的功效；芍药、甘草合用酸甘化阴以进一步发挥养血柔肝之用而为佐药；川芎具有活血、行气、止痛的功效，为使药。

研究者采用[18]F-FDG-PET技术对柴胡疏肝散治疗肝气郁结证模型鼠进行了考察，以模型鼠脑部葡萄糖代谢的变化评估柴胡疏肝散的作用机制和药效[9]。结果表明，柴胡疏肝散对模型鼠的葡萄糖代谢降低的脑区（如右侧前额叶皮质、纹状体、胼胝体、听觉皮质等）具有广泛的增高葡萄糖代谢的作用，而对葡萄糖代谢异常增高的脑区（如左侧延髓、左侧视觉皮质、左侧小脑等）具有降低葡萄糖代谢的作用，上述结果可视化地证明了柴胡疏肝散对肝气郁结证的治疗效果，并提示柴胡疏肝散对相关脑区的葡萄糖代谢的双向调节作用可能是其治疗肝气郁结证的中枢作用机制之一。

中药作为我国的国粹，东方文化的典型代表，具有复方配伍、整合调节、标本兼治的特点，同时也存在药效物质不清楚、作用机制不明确、药效难以观察的不足之处。放射性核技术具有高灵敏性、高分辨率、可视化的优点，将其应用于中药学领域，将有助于推动中药的研究和开发，使一直被视为"黑盒子"而让人看不清、搞不懂的中药学能够清晰、明确地展现在世人的面前。

第 **3** 章

核技术在中医临床医学中的应用

核技术通常包括核能技术、核动力技术、放射性核素示踪技术、辐射技术、核燃料技术、核辐射防护技术等。作为一种先进的技术，核技术已经成为医药开发、人类疾病（肿瘤、心血管疾病、神经系统疾病等）研究的重要方法。核技术在中医临床医学中的应用，主要涉及放射性核素在核医学显像诊断和核素治疗方面的应用，涉及放射性核素、放射性药物、显像仪器及临床应用等方面[10]。

天赋异禀的小"核"儿

用于核医学的核素各种各样，它们分别具有各自独特的性质，比如体重（质量数）不同，来源（生产方式）不一样；有的发射一种射线，有的发射多种射线；有的是有机元素，有的是金属元素。下面我们分别介绍几种常见的天赋异禀的小"核"儿。

加速而来的氟-18

氟-18（^{18}F）是核医学正电子发射计算机断层成像

（PET）显像最常用的放射性核素之一，是天然氟（^{19}F）的同位素，具有独特的物理化学性质。氟-18是不稳定同位素，它衰变时产生正电子（β^+），而正电子湮灭生成一对能量为511 keV的方向相反的伽马射线（γ），这是氟-18的重要性质之一，也是用于PET显像的基础。氟-18的物理半衰期（$t_{1/2}$）为109.7 min，相对较长，因此目前氟-18标记药物的种类较多，临床转化应用较快。

氟-18是非天然同位素，由人工利用加速器生产所得，这是为它冠以"加速而来"之名的原因。生产氟-18的一般过程是，利用加速器产生的高速高能质子束轰击靶材料富氧水，引起可控核反应^{18}O（p，n）^{18}F，将其中的^{18}O变成^{18}F，通过连续不断地长时间（0.5～2.0 h）轰击，进而产生居里（Ci）量级的氟-18，所得核素氟-18以离子形式存在于靶水中。

氟-18生产出来之后，可以合成得到各种氟-18标记的放射性药物，比如细胞代谢显像剂^{18}F-FDG、细胞增殖显像剂^{18}F-FLT、雌激素受体显像剂^{18}F-FES、肿瘤乏氧显像剂^{18}F-FMISO等，它们通常用于肿瘤显像诊断和治疗评价监测。

与氟-18的生产方式一样，其他多种发射正电子的核素也是由加速器生产，比如碳-11（^{11}C）、氧-15（^{15}O）和铜-64（^{64}Cu）等，所不同的是生产每种核素需要不同的靶材料。这里不再介绍，感兴趣的读者可查阅核医学的专业文献和图书。

来自"钼牛"的锝

锝-99m（^{99m}Tc）是日常核医学单光子发射计算机断层成

像（SPECT）显像普遍应用的医用放射性核素，为人工合成的金属放射性核素，具有独特的物理化学性质。锝-99m是不稳定同位素，物理半衰期（$t_{1/2}$）约为 6.02 h，它衰变时产生能量为 140 keV 的 γ 射线，这一理想的射线性质使它在临床诊断中被广泛应用，也推动了核医学的快速发展。

锝-99m 作为非天然同位素，一般来源于被称为"钼牛"的 ^{99}Mo - ^{99m}Tc 发生器，每隔一定时间从中可得到所需的锝-99m。这个过程像从母牛身上挤奶一样，因此发生器又被称为"母牛"，可以根据需要，分时段获取，每天可淋洗使用 3～4 次，具有非常方便易用的优势。母核 ^{99}Mo 来自反应堆，其半衰期为 66 h，一个医用发生器可以连续使用一周时间。

常用的锝-99m 标记的放射性药物有很多种，比如骨显像剂 ^{99m}Tc - MDP、肾功能显像剂 ^{99m}Tc - DTPA、心肌显像剂 ^{99m}Tc - MIBI、前列腺癌显像剂 ^{99m}Tc - PSMA、神经内分泌肿瘤显像剂 ^{99m}Tc - TOC、肿瘤新生血管显像剂 ^{99m}Tc - RGD 等。

与锝-99m 的生产方式一样，镓-68、铼-188 等金属核素分别来源于发生器 ^{68}Ge - ^{68}Ga 和 ^{188}W - ^{188}Re，它们也是用于肿瘤显像和治疗的重要核素。

"多胞胎碘兄弟"

放射性碘（$^{*}I$）有 20 多种同位素，其中碘-131、碘-125、碘-124、碘-123"多胞胎碘兄弟"是四种具有重要医学应用的放射性核素，均由人工方式获得，它们既有相同的物理化学性质，又有各自专属的衰变特性。放射性碘兄弟各有一身本领，是核医学的主力军之一，广泛应用于核医学与实验医学中的显像、治疗、示踪等各个领域，应用范围从传统的示踪分析和体外诊断到新兴的体内 PET 显像和靶向治疗都有涉及。

下面按照"个头"大小的顺序分别讲讲它们各具特色的一面，比如半衰期、衰变方式和医学应用等方面的不同。

碘-131：半衰期为 8.04 天，由反应堆生产提供，衰变时产生 β 射线和 γ 射线。它是较早用于临床的核素之一，从应用开始直到现在，一直是核医学发挥治疗作用的典型代表。碘化钠（NaI）是被批准的碘-131 标记药物之一，主要用于甲状腺疾病的治疗和相应的伴随诊断，特别是在治疗方面的作用是非常具有针对性的。

碘-125：半衰期为 60.1 天，也是由反应堆生产，衰变产生低能量的 γ 射线，早期主要用于体外放射免疫诊断，近些年来密封型^{125}I 种子源在前列腺癌等肿瘤治疗方面的应用越来越多。

碘-124：半衰期为 4.2 天，由加速器通过核反应^{124}Te（p，n）^{124}I 生产，衰变产生正电子 $β^+$，可用于 PET/CT 显像。

碘-123：半衰期为 13.2 小时，一般可由加速器通过核反应^{124}Te（p，2n）^{123}I 或^{124}Xe（p，x）^{123}I 生产，主要发射 159 keV 的 γ 射线，适合 SPECT/CT 显像。常见的碘-123 标记的放射性药物有^{123}I - NaI、^{123}I - MIBI、^{123}I - MIBG、^{123}I - OIH，可用于甲状腺功能显像、心肌显像、肾功能显像等。

作用非凡而独特的"核药儿"

如前所述，作为功能分子影像，与传统的 CT 和 MRI 检查不一样，PET 和 SPECT 检查只有仪器本身不能完成疾病检查，还需要具有特定生物化学功能的放射性核素标记的分子影像探针，也就是各种各样的"核药儿"。

是糖非糖的氟代脱氧葡萄糖

氟代脱氧葡萄糖的全名是 $2-^{18}F-2-$ 脱氧-D-葡萄糖，简称为 $^{18}F-FDG$ 或 FDG。根据它的名字可知，$^{18}F-FDG$ 是我们熟知的天然葡萄糖的衍生物，即 $^{18}F-FDG$ 与天然葡萄糖是近亲关系，这也决定了 $^{18}F-FDG$ "是糖非糖"的性质。毕竟与葡萄糖的化学结构不一样，$^{18}F-FDG$ 只能参与代谢的部分环节，从而滞留在细胞内，这样细胞内的 $^{18}F-FDG$ 越来越多。正是由于这个性质，$^{18}F-FDG$ 已经成为应用最为广泛的肿瘤显像剂，目前它是核素 ^{18}F 标记的放射性药物的最成功的典型代表，而且 PET/CT 显像已经成为肿瘤诊断和治疗评价的首选影像方法，使得肿瘤诊断和疗效评价更加精准可靠，造福了广大肿瘤患者。目前，$^{18}F-FDG-PET/CT$ 已经成为核医学的常规检查，其中 95% 用于肿瘤显像诊断。

诊断肿瘤是否骨转移的"哨兵"：锝（^{99m}Tc）亚甲基二磷酸盐

锝（^{99m}Tc）亚甲基二磷酸盐的简称为 $^{99m}Tc-MDP$，是临床常用的 ^{99m}Tc 标记放射性药物之一。从其名字可知，$^{99m}Tc-MDP$ 是焦磷酸盐的类似物，其主体结构亚甲基二磷酸盐与焦磷酸盐的不同之处只是 P—O—P 键被替换为 P—C—P 键（见图 3-1）。二磷酸盐和焦磷酸盐一样，可以和磷酸钙结合。我们知道，骨骼的主要成分是磷酸钙等无机盐，因此，$^{99m}Tc-$

MDP 就能通过与羟基磷灰石的结合而被骨骼大量吸附。正是由于这种机制，^{99m}Tc－MDP 早已成为常规使用的 SPECT 骨显像剂，用于显像诊断肿瘤骨转移情况，相应的检查项目就是我们熟知的骨扫描。通俗地说，^{99m}Tc－MDP 就是骨肿瘤的"哨兵"，可以侦察肿瘤患者骨头的好与坏。由于肿瘤发病率高，骨扫描的日检查量很大，^{99m}Tc－MDP 的日常需求量也很大，为肿瘤患者的身体检查做出了很大贡献。

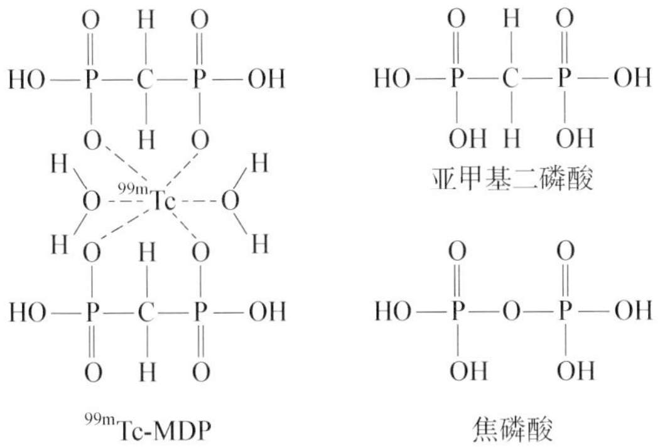

图 3－1 ^{99m}Tc－MDP、亚甲基二磷酸和焦磷酸的结构示意图

治疗甲状腺疾病的"神仙水"：核药碘化钠

在放射性核素碘（*I）的核医学应用历史中，最有代表性的放射性药物是碘化钠（见图 3－2），它在甲状腺疾病的诊断和治疗方面发挥了非常重要的作用。碘是甲状腺激素的组成元素，而且甲状腺细胞又有特异性的摄碘性质，这就是碘化钠被称为甲状腺疾病的"好核（喝）药"的原因。如前所述，核素碘有好几个"多胞胎兄弟"，可以根据实际的医学需求与目

的选择一个"特碘"，比如用 ^{131}I 做治疗，用 ^{124}I 做 PET/CT 显像，用 ^{123}I 做 SPECT/CT 显像等。经过几十年的发展，目前〔^{131}I〕碘化钠早已成为甲亢和甲癌等甲状腺疾病的标准治疗药物之一，也成为治疗甲状腺疾病的"神仙水"。由于甲亢和甲癌等甲状腺疾病的发病率高，患者人群大，碘化钠成了一种重要的基础药物，造福了广大患者。

$$Na^{\oplus}\!\!-\!\!I^{\ominus}$$

$$=^{123}I、^{124}I、^{125}I、^{131}I$$

图 3-2　碘化钠的结构示意图

 神奇的专用身体透视扫描仪

　　通过口服、吸入或静脉注射等方式将放射性药物引入人体，核药会随着血液循环系统分布到全身各组织，且不同时间在内脏的分布量是不同的。如何能直观地看到甚至是检测到这些核药分布在全身的量呢？这就需要我们先进的核医学设备了！现有单光子发射计算机断层扫描仪（SPECT）、正电子发射计算机断层扫描仪（PET）及 PET/MR 等设备。

　　这些核药在衰变过程中发射的 γ 光子会穿透组织，我们利用 SPECT 或 PET 能探测到穿透出人体的 γ 光子的量，然后借助计算机帮助我们计算机体的药物分布。

单光子发射计算机断层扫描仪

　　单光子发射计算机断层扫描仪（SPECT）是一个可以探

测单个 γ 光子核素的设备。γ 光子的能量很高，一般的物质可以直接被穿透，很难将其记录下来，因此我们首先需要将高能的 γ 光子转换成低能的光子。如何实现呢？这就需要一个称为晶体的部件。晶体可由不同的物质组成，最常见的是 NaI 晶体，它可以将高能的 γ 光子转换成低能的可见光或紫外光。我们利用光电倍增管，将光信号转换成电信号，并将其放大。同时，为了确定 γ 光子的来源，我们需要一个称为准直器的部件。它是一个带有许多小孔的有一定厚度的铅合金平板，主要作用是仅使特定方向入射的 γ 光子通过，从而将放射性核素的分布有规律地投影到探测晶体上。因此，准直器、晶体、光电倍增管阵列就构成了 SPECT 最关键的部件——探头，再加上机架、控制系统、位置电路、能量电路、显示系统、成像系统和软件系统就构成了一台 SPECT。

正电子发射计算机断层扫描仪

正电子核素在衰变过程中首先发射出正电子，其发生湮灭产生两个能量均为 511 keV 的 γ 光子，神奇的是，此处的光子是能量相同而方向相反的一对，而且这一对光子是同时消失的。正电子发射计算机断层扫描仪（PET）的探测器是环形的，这样可以高效率地探测到两个光子消失的部位，并将这些信号转换成图像，经过计算机处理和图像重建后，得到 PET 的三维图像。

"1＋1＞2"强强组合型扫描仪

上面我们介绍的 SPECT 和 PET 均是一种无创的功能成像设备，但其对组织的解剖结构分辨率低，无法准确定位病灶部位。另外，射线在从人体内发射出来的过程中会有衰减，其位置越深衰减越厉害，这样会造成同样的信号在显像物体表面时信号更强。传统的解剖结构影像设备有 CT 和 MRI，将 CT 与 PET 或 SPECT 结合，便形成了 PET/CT、SPECT/CT 设备（见图 3‐3）。它们可以同时实现功能成像和精准的解剖定位，明显提高了诊断的准确性，而 CT 数据还可以对 SPECT 或 PET 的数据进行组织衰减校正，消除因位置深度不同造成的信号强度不同，实现了 PET 或 SPECT 与 CT 的优势互补，实现了"1＋1＞2"的效果。

随着 MRI 在 PET 数据衰减校正及设备硬件兼容性技术方面的突破，PET/MRI 也应运而生（见图 3‐3），为肿瘤、神经系统和心血管系统等方面疾病的诊断提供更多选择。

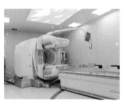 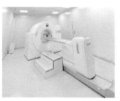 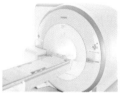

图 3‐3 SPECT/CT（左）、PET/CT（中）与 PET/MRI（右）

核医学脑功能成像技术的应用

一般的医学影像检查可以看到大脑的形态结构，而无法观察大脑中千变万化的复杂功能。核医学技术 PET 和 SPECT 都是先进的功能影像检查设备，脑功能 PET 和 SPECT 成像能够动态、定量观察各种机体变化引起的脑功能的改变。

PET 和 SPECT 脑功能显像技术在脏腑证候研究中的价值

对于人脑的神奇功能奥秘的揭示，一直是科学家们孜孜以求的目标，也对人类健康有重要的指导意义。中医认为，脑与五脏之间在经络上相互联系、生理上相互协调、病理上相互影响；从脏腑证候的临床表现来看，许多证候表现与脑功能紊乱有关。现代医学认为，许多证候的形成与心理-应激有关，病理基础涉及神经-内分泌-免疫调节网络。中医传统理论构建了一个从整体研究细节的科学的、现实的模型，是整体进行脑功能研究的很好源泉，为人们认识大脑、开发大脑、防治脑疾病提供了丰富的素材。

脑功能成像技术是无创伤、无侵入性、有较高时间和空间分辨率的高级脑功能研究手段，将功能、影像和解剖有机结合起来。脑功能成像技术主要包括 PET、SPECT 和功能性磁共振成像（functional magnetic resonance imaging，fMRI），能够在生理状态下以图像形式观察人脑的形态结构和功能活动。

PET 脑功能成像技术利用不同的显像剂可以获得脑内葡萄糖代谢、氧代谢、脑血流量及脑内受体的分布与表达，最常用的是 ^{18}F - FDG。PET 具有高灵敏度和高空间分辨率的特性，再结合各种功能的分子探针，PET 脑功能显像检测的优势突出，然而目前还不够普及。SPECT 成像也被用于探测全脑血流量和局部血流量等脑功能活动，其费用较低，但是其空间分辨率和灵敏度不如 PET 高。脑功能成像技术具有的功能性、整体性、无创性特点非常符合中医的学术特点，是临床和基础研究的得力工具，随着脑功能影像技术的发展，它在中医脏腑证候研究中的作用显得日益突出和重要。

揭秘神奇的针刺穴位疗法——PET"大有可为"

传统针刺能够不断地吸收、结合当代前沿科学技术，因此，随着脑功能成像技术的出现和运用，针刺研究与之迅速结合，尤其在观察穴位特点、研究信号传递及心脑神经疾病的治疗方面都有相关研究报道。近年来，人们不断运用 PET 技术研究针刺效应，例如人体生理及病理状态下针刺体针与头针穴位的针刺特异性等。

^{18}F－FDG－PET 显像能够直观地观察生理或病理状态下针刺体针和头针穴位时脑葡萄糖代谢的变化，针刺不同的穴位影响葡萄糖代谢变化的脑功能区域不同，但是同一个脑功能区域的葡萄糖代谢变化可以由针刺不同的穴位引起。针刺是通过激活或抑制有功能联系的多个特定脑功能区共同发挥作用。针刺一侧穴位能够增强大脑双侧有关区域的代谢，但多以同侧为主，且临床效果与针刺后脑葡萄糖代谢变化的脑功能区所施控的功能具有良好的对应性。这说明穴位与中枢存在一定的联系，大脑可能是穴位治疗疾病的中枢基础。

核技术与中医肿瘤体征的关系

PET/CT 和 SPECT/CT 显像技术在治疗肿瘤疾病中的应用是核医学临床的重要内容，也是核技术在医学中应用的代表性领域。随着中医药在肿瘤治疗中的应用，以 PET/CT 和 SPECT/CT 为代表的核技术已在中医应用中大显身手。

肿瘤糖代谢显像与中医体征的关系

在中医理论中，葡萄糖为人体津液、阴精，是恶性肿瘤生长的物质基础，是促进恶性肿瘤发生、发展、变化、流注的异常动力。恶性肿瘤不断争夺机体的葡萄糖，无限地损耗机体的正气，故临床上肿瘤患者以气阴两虚和阴虚多见，主要表现为神疲乏力、口干、舌红、少津、消瘦等症状。最终，随肿瘤的发展，宿主津液、阴精持续耗竭，表现为阴精枯竭的恶病质[11]。

肿瘤葡萄糖代谢显像利用了大多数恶性肿瘤"嗜糖"而导致的肿瘤部位摄取葡萄糖的能力显著高于正常组织的特性，这就是我们大家所说的 FDG - PET 检查的原理。如果一个患者体内存在肿瘤，肿瘤部位在图像上则表现为"亮亮的"，大多数情况下，恶性度越高，图像越亮（见图 3 - 4）。专业上，葡

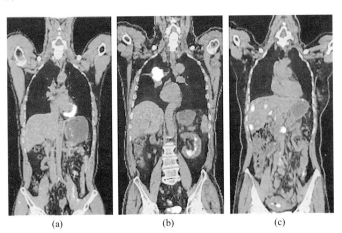

(a)   (b)   (c)

图 3 - 4　¹⁸F - FDG PET/CT 显像在正常人、肿瘤患者中的表现示例
　　　　（彩图见附录）

（a）正常人 PET/CT 显像（仅见心肌生理性摄取）；（b）一右肺癌患者 PET/CT 显像；（c）胰腺癌伴多发肝转移 PET/CT 显像

萄糖摄取值应用 SUV_{max} 值表示，葡萄糖摄取越多，SUV_{max} 值越高。PET 显像一般是全身的，除了能显示原发的肿瘤外，还能显示出全身其他部位是否发生转移，从而判断肿瘤是否处于晚期。虚、实是中医体系中辨别邪正盛衰的两个纲领，虚证指正气不足，反映正气虚弱而邪气也不太盛；实证指邪气盛实，而正气尚未虚衰。一般来说，初病邪实，此时肿瘤 ${}^{18}F-FDG$ 摄取值 SUV_{max} 轻度升高，至肿瘤疾病晚期，久病成虚，此时肿瘤 ${}^{18}F-FDG$ 摄取值 SUV_{max} 显著增高。

放化疗前后肿瘤代谢变化与中医证候演变的关系

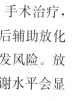

目前，肿瘤的常规治疗手段包括化疗、放疗、手术治疗，其中放化疗是多种肿瘤治疗中不可或缺的部分，术后辅助放化疗可以显著改善预后，延长生存时间，减少肿瘤复发风险。放化疗后，肿瘤细胞被大量破坏杀伤，肿瘤组织糖代谢水平会显著下降，在 PET 显像时，${}^{18}F-FDG$ 摄取值 SUV_{max} 会显著降低，图像上表现为肿瘤部位由治疗前明显高亮到变浅或者完全消失（见图 3-5）[12]。

辨证论治是中医治疗的优势所在，疾病的病因、病机和病势由疾病不同阶段的证候来体现。证候的演变规律可以间接反映疾病的客观发展规律，研究肿瘤放化疗前后中医证候的动态演变可以更加全面完整地认识疾病的临床特征。肿瘤多因正气内虚、感受邪毒等因素导致脏腑功能失常，并产生气滞、血瘀、痰凝、热毒等病理产物，结于脏腑，日久成疾。肿瘤放化疗后，邪气渐消，正胜邪退，疾病趋于好转，同样肿瘤部位的

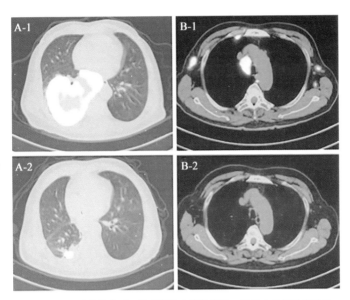

A-1/A-2—肺癌化疗后，肿瘤病灶大部分消退，仅见少量放射性残留；
B-1/B-2—淋巴瘤化疗后，双侧腋窝及纵隔病灶完全退缩。

图3-5　^{18}F-FDG PET/CT敏感评价治疗前后肿瘤病灶的变化示
例（彩图见附录）

葡萄糖代谢水平降低，PET显像中葡萄糖的代谢变化与中医
证候变化相符。

PET——预测中医治疗肿瘤疗效的"神器"

　　PET成像一次显像能够显示全身不同器官组织的葡萄糖
代谢水平，对于肿瘤病灶，通常葡萄糖代谢水平 SUV_{max} 值越
高肿瘤预后相对越差。肿瘤治疗后，肿瘤部位的葡萄糖代谢水
平变化灵敏，在肿瘤体积还没有发生变化时，肿瘤摄取
SUV_{max} 值即可以表现出明显变化，因此在临床中PET被公认
为肿瘤治疗疗效预测的最灵敏手段。

肿瘤是多种复合因素造成的疾病，发病机理复杂，涉及内外环境双重因素。中医学认为肿瘤的形成是机体的正气不足、邪气入侵的结果，在现代中医学领域中隶属"癌毒"的范畴。目前中医治疗肿瘤主要采取扶正解毒的原则，对于肿瘤微环境采用清热解毒、活血化瘀、化痰除湿、以毒攻毒等方法治疗，对于正虚患者以补益气血阴阳为主。肿瘤患者治疗后，邪气虽消失，但是癌毒蛰伏在体内，当正气无法压抑癌毒时，肿瘤发生复发转移[13]。随肿瘤疾病进展，虚、痰、瘀、热、毒的构成发生变化，代谢也发生变化，长期代谢异常致肿瘤复发转移、疾病进展。同样地，通过 PET 显像能够在早期预测中药治疗肿瘤的疗效，PET 是中医治疗肿瘤疗效预测的"神器"[14]。在中医上肿瘤可以分为不同证型，临床发现不同证型复发转移的风险比例不同，且不同证型在 PET 显像上葡萄糖代谢水平也不同。因此，PET 也可以在临床上辅助肿瘤的中医证型分型及恶性程度分级。

核技术在心血管疾病诊断中的应用

　　作为功能分子影像，PET/CT 和 SPECT/CT 技术已广泛用于心血管疾病的诊断，在评价相关疾病的中医辨证治疗方面具有很好的优势。

高血压中医辨证分型与 SPECT 肾功能测定的关系

　　高血压指以体循环动脉血压（收缩压和/或舒张压）增高为主要特征，可伴有心、脑、肾等器官的功能或器质性损害的临床综合征。中国高血压防治指南中的高血压诊断标准为收缩压（SBP）不小于 140 mmHg 和/或舒张压（DBP）不小于 90 mmHg。在高血压所累及的靶器官中肾脏的受累最明显，其中以肾小动脉为著。

高血压中医辨证标准参照《中药新药临床研究指导原则》制定，分为肝阳上亢、肝肾阴虚、阴阳两虚、痰湿中阻、气虚血瘀五种类型。生活中大多数人的高血压是肝阳上亢型和气虚血瘀型。

随着核医学的发展，通过肾动态 SPECT 显像与肾小球滤过率（GFR）的测定，可以提高高血压导致的早期肾损害的检出率，是评估肾功能最重要的指标。SPECT 技术对于高血压早期肾损害在显像肾小球滤过率的敏感性上高于一般肾功能检查，可以明确肾动脉病变及双肾血供情况，判断肾功能好坏和及早发现肾功能早期改变，指标稳定，且检查简单方便[15]。

SPECT 心肌显像在冠心病中医辨证中的应用

冠心病在中医中属"胸痹"范畴，冠心病心绞痛属于中医中的胸痹心痛证候。中医认为，冠心病的病因、病机在中医学上属于胸痹、真心痛、厥心痛等的范畴。冠心病的主要病机是血脉不通，而血脉不通是因瘀血、痰浊、气滞、寒凝而致，而瘀血、痰浊、气滞、寒凝的产生是长期以来脏腑功能失调的结果，因此有"心主血脉"之说，认为心脏疾患和"血""脉"密切相关。

从中医的虚实辨证关系角度，冠心病有虚实两个分型。本虚是发病的基础，标实是发病的条件，在冠心病急性发作期，以标实为主，缓解期以本虚为主。

当冠状动脉狭窄到一定程度时，局部心肌血流灌注的绝对值降低，或者在运动试验或药物负荷试验时，正常冠状动脉供血区的心肌血流灌注明显增加，而有病变的冠状动脉供血区的心肌血流灌注相对少于正常的冠状动脉供血区，从而导致局部心肌血流分布不平衡，心肌对显像剂的摄取绝对或相对减少，在心肌 ^{99m}Tc - MIBI - SPECT 显像图上表现为放射性稀疏或缺损区（见图 3 - 6）。

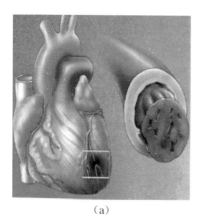
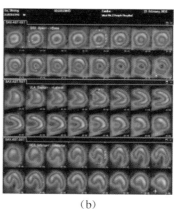

（a）   （b）

图 3 - 6　冠心病示意图与缺血性 SPECT 心肌灌注显像（彩图见附录）
（a）冠心病示意图；（b）缺血性 SPECT 心肌灌注显像

SPECT 心肌断层图像分析主要观察左心室的各个不同的心肌节段的放射性分布、心肌形态、心腔大小及右室心肌显影情况[16]。心肌灌注显像已是国际上公认的诊断冠心病最可靠的无创性检测方法，利用心肌灌注显像诊断冠心病的灵敏度平均为 82%，特异性平均为 88%。

冠心病中医虚实两大分型的 SPECT 心肌显像表现不一样，实证组 SPECT 心肌显像的阳性率较低，有一部分属于神经官能症，多数病例经积极治疗或适当休息可缓解和避免加重；而虚证组 SPECT 心肌显像阳性者较多，如果继续发展为真心痛，则阳性率几乎可以达到 100%。

第 4 章

核技术与中药微量元素

随着现代科学技术的不断发展，人们对微量元素的认识和研究进一步深入，特别是中药中的微量元素，越来越受到人们的关注。

微量元素在中药中广泛存在，不仅影响中药的内在成分，而且与中药炮制、中药方剂、中药药效、养生与康复等方面都有密切的关系，因此，对中药材中微量元素的含量与药效的研究，尤其是测定方法的正确选择均受到学者的广泛关注。近年来，人们越来越多地将不断发展的核技术应用于中药微量元素的检测及其药效学研究中。

占人体总重量万分之一的微量元素

古人认为，万物生于天地之间，这个万物，包括人与自然。科学家研究发现，万物都由原子组成，同种原子称为元素。也就是说，万物都是由元素构成的。科学家们把地球上所有的元素，汇总编制成一张表，就是我们熟知的"元素周期表"。万物的组成成分中，所含的元素有多有少，这才呈现出各种各样的不同颜色、不同形状的物质，如有机物、无机物等。

人体由 60 多种元素所组成，有些元素在人体内含量比较多，有些元素在人体内含量非常少。人们把占人体总重量万分之一以下、每人每日需要量在 100 mg 以下的元素称为微量元素，如铁、锌、铜、锰、铬、硒、钼、钴、氟等。

相对于微量元素，含量大于体重 0.01% 以上的、每人每日需要量在 100 mg 以上的元素称为常量元素，即碳、氢、氧、氮、硫、磷、钠、钾、钙、镁、氯这 11 种，这些元素约占人体重量的 99.95% 以上。人体内各元素的含量大体上与地表元素的丰度有关，有些元素如硅、铝、铁等，由于在地壳中大都以难溶的化合物形式存在，不易被人们摄取，在人体内含量较低。有些元素如碳、钙、磷等在人体内含量较高，因此它们是构成生物体的最基本元素。

对人体组织的检测结果表明，在地球表层发现的 92 种天然元素，有 81 种在人体内都能找到，但对于维持生命所必不可少的元素仅有 26～28 种。按照微量元素的生物学作用，微量元素可分为必需微量元素、非必需微量元素和有害微量元素。

必需微量元素就是我们人体所必需的微量元素，缺乏这些元素将引起机体生理功能及结构异常、发生各种疾病。到目前为止，已被确认的必需微量元素有 14 种，即铁、铜、锌、钴、锰、铬、硒、碘、镍、氟、钼、钒、锡、硅（见表 4-1）[17]。

表 4-1 人体必需微量元素

元素	符号	含量（mg/70 kg）	主要存在部位	确证历史
铁	Fe	2 800～3 500	红细胞、肝、骨骼	17 世纪
氟	F	3 000	骨骼、牙齿	1971 年
锌	Zn	2 700	肌肉、骨骼、皮肤	1934 年
铜	Cu	90	肌肉、结缔组织	1928 年
钒	V	25	脂肪组织	1971 年
锡	Sn	20	脂肪组织、皮肤	1970 年
硒	Se	15	肌肉（心肌）	1957 年
锰	Mn	12～20	骨骼、肌肉	1931 年
碘	I	12～24	甲状腺	1850 年
镍	Ni	6～10	肾、皮肤	1974 年
钼	Mo	11	肝	1953 年
铬	Cr	2～7	肾、肝、胰	1959 年
钴	Co	1.3～1.8	骨髓	1935 年
硅	Si	18 000	淋巴结、指甲	1972 年

　　非必需微量元素指对人体没有明显功能的微量元素，可以分为惰性非必需元素和毒性非必需元素，前者如锂、铷、锗等，对人体是否有特殊生理功能尚不清楚；后者如铅、镉、汞、铊、铝、锑等。非必需微量元素缺乏时并不会引起人体的生理改变，但当其过量时则有可能使人中毒，含量过多时甚至可能导致死亡。同时，我们需注意，有害微量元素在浓度很低或未形成特殊的化学态势时，也不会产生毒性作用，如氧化砷是剧毒品，海带中的砷却无毒性。

中药与微量元素

中药，是相对于西药（化学合成药）而言的，其实中国古人称之为"毒药""本草""草药"等，也包括动物药、矿物药和一些加工药等。中药就其所含"无机成分"来说，这个"无机成分"，就是"微量元素"。

目前，运用现代科学理论和方法可以探讨中药的药理活性物质，愈来愈多的中药成分被揭示出来，中药的药理作用得到进一步阐明。但在有些情况下，有效成分虽已明确，但却不能完全说明其药理作用。如中药单味药水煎液中的水溶性成分具有明显的生理活性，且与药性一致，但若继续精提，随着纯度的提高其药理活性反而降低。究其原因发现，在中药精提品的精制过程中，无机成分被消除，而其中的微量元素也常被认为是无效成分而被弃，致使药理活性降低，影响药效。因此，必须重视中药药效同微量元素的关系，才能进一步明确中药的药理作用。

中药与微量元素的故事

我国的中药微量元素研究起始于 20 世纪 80 年代。30 多年来的实验研究和临床试验证明，微量元素是一切中药的基本成分，是中药有效成分的核心组分，是传统中药理论量化的物质基础。中药无机药成分的发现和肯定是中国中药现代化进程的重大研究成果，也是中国学术界对现代中医药学做出的特殊贡献。

1971 年，中国科学院贵阳地球化学研究所环境地质实验室的科技人员在黑龙江省克山县进行水土及地方病调查时发现，中药冰凉花可以治疗慢性克山病，进一步的研究发现冰凉花治疗慢性克山病的作用与冰凉花中较高的锂含量有关。这可能是我国中药微量元素研究的首次报道。1977年，苏联学者罗茨德里克欣娜经长期研究后确证，含有各类生物活性组分的草药具有选择性地吸收明显参与其生物合成的某些微量元素的能力。

1980年，中国科学院贵阳地球化学研究所朱梅年等在《微量元素与健康》一书中首次强调了研究中草药中微量元素的重要性，并于1980—1981年在测定朱砂莲、广豆根、马勃、煅牡蛎中铜、锌、锰含量的基础上，研制成功治疗内痔的中药"消痔Ⅱ号"，有效率达95%。此后，朱梅年等又致力于对中药的生物地球化学特征和名贵道地药材的微量元素图谱鉴定法的研究，在国内首次发现中药药效成分天麻素的活性与微量元素铷的含量之间的相关性。

1982年，中国科学院上海原子核研究所秦俊法首次证明当归头、身、尾分用异效与微量元素含量的差异有关。同年，黑龙江省中医研究院曹先兰等发表了刺五加中的微量元素含量的测定结果，又系统地研究了不同生长年限和不同根型的黄芪的18种无机元素的含量分布[18]。

随着对微量元素与健康之间关系的认识的深入及受到中药微量元素研究初步成果的鼓舞，我国现代中药微量元素研究进入了一个蓬勃发展的新时期。20世纪80年代主要以中药微量元素含量测定及作用探索为特征，90年代主要是以中药基础理论量化研究为特征，21世纪初主要以中药理论的现代化学物理诠释和中药质量的鉴定判别为特征。

微量元素与中药功效

那么，中药中的微量元素在中药中是如何发挥功效的？它与中药有机成分的关系如何？中国的科研工作者对此做了广泛的探索和深入的研究。

经过大量的研究发现，中药功效与中药材中微量元素的含量密切相关。例如，将 368 种中药按现代功效与无机元素的关系进行检测，结果表明抗菌类中药中钾、硒含量较高，抗真菌类中药中硒含量较高，抗病毒中药和消炎中药的钙含量都较高，而抗肿瘤中药富含钾元素。

中医认为，生命是整个自然界发展的必然产物，强调人体生命活动与自然环境密切相关。在 20 世纪 60 年代末，英国地球化学家 Hamilton 发现，人体血液中各种化学元素的平均含量（丰度值）和地壳中元素的丰度值间的相关性极为密切。这一发现说明了人体与地质环境间的密切关系[19]。

近年来，随着对微量元素研究的深入，有学者提出了微量元素的归经假说，认为中药的归经是以微量元素的归经为重要基础的。微量元素的选择性富集源于微量元素各自不同的性质，它们进入机体后遵循复杂的生物学规律，进行迁移、富集和生物转化，从而参与生命活动。

微量元素与药材的药效和质量的关系密切。不同地区土壤中微量元素的差异，以及植物的选择性吸收，使同种药材可能具有不同的微量元素含量。根据朱梅年等人的研究，每一种道地药材有其特有的微量元素特征谱，而且不同品种、不同产地、不同栽培年限及不同的用药部位的同类药材也有着不完全相同的微量元素含量，同时也已证明有不同的药效。为此，目前已有人提出建立一整套中药材的微量元素分布图（TE图谱）作为鉴别药材的品种和产地及鉴定药材质量优劣的一种客观依据，并可为中药材鉴定的国际标准化提供条件。

因此，微量元素与中药治疗的每一环节均有着密切的关系。中药微量元素的含量水平是决定中药"四气五味"的主要因素之一，是判定和筛选中药药效的重要依据。

中药微量元素常用检测方法

微量元素的检测方法和仪器设备很多，专业性也很强。从20世纪50年代之前的化学方法，发展到70年代的原子吸收光谱法、电感耦合等离子体法，再到现代的X射线荧光光谱法、中子活化分析法等，其测量准确性和精度都随着科技检测手段的进步而得到大幅度的提高，尤其是多种测试手段和技术的综合运用。

基于此，用于中药中微量元素分析与检测的方法也层出不穷，表4-2列出了中药中微量元素的常用分析方法及其特点[20]。

表4-2　中药中微量元素的常用分析方法及其特点

方法	特点
紫外-可见分光光度法（UV-Vis）	方便、简单、适用性广、准确度和精密度较好，但灵敏度较低
原子吸收光谱法（AAS）	选择性高，干扰少，一般不需分离共存元素；灵敏度高，测定的范围广，可测定70多种元素；操作简便，分析速度快，准确度高，但是多元素同时测定尚有困难；高温测定时灵敏度不高，火焰法用的乙炔是易燃气体，安全性不高

（续表）

方法	特　点
原子荧光光谱法	检出限低于原子吸收法，谱线简单且干扰少，但线性范围较宽，仅用于测定 As、sb、Bi、Se、Te、Ge、Sn、Pb、Zn、Cd、Hg 等元素
电感耦合等离子体原子发射光谱法（ICP-AES）	灵敏、快速、精密度高、选择性好、线性范围宽、测定范围广、低水平干扰、能同时测定多种元素，是目前最理想的元素分析方法之一，但仪器价格较贵，普及使用有一定难度
ICP质谱法（ICP-MS）	灵敏度高、精密度高、动态范围宽，是进行中药中痕量元素分析的一个强有力的工具，并且也为传统中药的发展提供了急需的、详细的组分分析，但其价格昂贵，易受污染
X射线荧光光谱法	适用范围极广，可短时间内同时完成多种元素的分析，且不受试样形状和大小的限制，不破坏样品，但灵敏度偏低
中子活化分析法	灵敏度极高，可进行 ppt 级以下的超痕量分析；准确度和精密度也很高；可测定元素范围广，对原子序数 1~83 范围内的所有元素都能测定，不破坏样品；同时可以测定样品中 30~40 种元素的含量，但仪器价格昂贵，分析周期较长，操作技术比较复杂

 核技术助力检测中药微量元素

　　元素存在的种态与其在体内的生物学作用有着密切的联系。由于样品中有些元素含量很低，需用高灵敏度的分析方法才能检测到。因此，利用核技术成为必然。核技术有高灵敏度、高准确度、高分辨率、多元素分析等特点，在微量元素的研究中常常起到不可取代的独特作用。以下主要介绍常用于中药微量元素检测的核技术及其在中成药微量元素研究中的应用。

活化分析技术

　　活化分析是一种以核反应为基础的核分析技术。活化，就是利用具有一定能量的射线（例如中子、γ、α或β射线）照射需要检测的样品，使样品中的稳定核素发生核反应（活化）而转变为有放射性的核素同时产生特征辐射；再利用一定的检测技术测量及分析上述活化过程中所产生的特征性辐射能量和放射性活度。由于每种放射性核素衰变时放出的射线的能量是一定的，其产生放射性活度与放射性核素的丰度成正比。因此通过活化分析，测定射线的能量即可鉴定元素的种类；对射线进行定量检测，即可确定被测样品原有元素的含量。进行活化分析需要有辐射源装置、辐射探测器和数据分析系统。

　　活化分析技术具有以下优点：

　　（1）灵敏度高，灵敏度可达 0.001 ppm[①]。对元素周期表中大部分元素的绝对探测极限为 10^{-9} g 左右，个别元素可达 $10^{-15} \sim 10^{-14}$ g[21]。

　　（2）可以同时检测一个样品中的几种到几十种元素，适用于生物医学样品中的多种微量元素分析。可分析的元素很多，除轻元素和重元素外，周期表中的元素都可用热中子进行活化分析。

　　（3）样品可以进行无化学处理的非破坏性分析，即样品经照射后可直接检测放射性，不经化学处理，可以保持样品原来

---

　　①　ppm 常用来表示浓度的单位，1 ppm 代表百万分之一。

状态，可重复使用，同时适宜于进行大量系列样品的分析。

活化分析技术的缺点如下：只能分析元素的种类和定量，不能测量化合物的量和结构，需要的设备，即活化源，价格昂贵，特别是反应堆和加速器，不易普及。

X射线荧光分析技术

X射线荧光（XRF）分析技术又称为X射线次级发射光谱分析技术。XRF就是被分析样品在X射线照射下发出的特征性X射线，它包含了被分析样品化学组成的信息，通过对上述特征性X射线荧光的能量和强度进行分析，可确定被测样品中微量元素的种类和含量。现代XRF分析仪由X射线发生器、分光检测系统、记数记录系统组成。

XRF的特点是适用范围广，除了氢、氦、锂、铍外，可对周期表中从硼（^{5}B）到铀（^{92}U）的元素进行常量、微量的定性和定量分析。XRF操作快速方便，在短时间内可同时完成多种元素的分析；极少制样，甚至不需要制样；不受试样形状和大小的限制，不破坏试样，可对固体、液体、粉末、料浆、薄膜等进行分析；无潜在的化学药品危害；不需要另外的校准标准；但是灵敏度偏低，一般只能分析含量大于0.01%的元素。

根据辐射源的不同，XRF可分成带电粒子激发XRF、电磁辐射激发XRF和同步辐射XRF。目前使用最广泛的是质子激发XRF（PIXE）。

PIXE是用加速器产生的高能质子去轰击待测样品而激发出特征X射线束，根据谱线的能量得出样品中所含元素的种类，根据谱线的强度计算出元素的含量。

PIXE 是 20 世纪 70 年代以核技术为基础发展起来的新的元素分析技术，可以多元素同时分析，灵敏度高，所需样品量少，特别适于医学生物学应用，目前已成为研究微量元素与人体健康之间关系的有力工具。

同步辐射 XRF 是在传统的 X 射线荧光分析法的基础上发展起来的，即用同步辐射光源作激发源照射待测样品。同步辐射光源是一种强度大、亮度高、频谱连续、方向性及偏振性好、有脉冲时间结构和洁净真空环境的优异的新型光源，为 X 射线荧光分析提供了理想光源。与传统的 XRF 相比，以同步辐射光源作激发源的 XRF 具有高得多的灵敏度和良好的空间分辨率，可检测元素范围大，背底低，信噪比高。同时，同步辐射 XRF 还具有制样简单、操作方便、无损分析等优点。因此尽管这种方法发展历史不长，却已在各科学领域中得到了广泛的应用[22]。

核技术在中药微量元素研究中的应用

中药作为我国传统文化的精华，以丰富的资源、独特的疗效、毒副作用小而受到瞩目。复杂的成分是其发挥疗效的物质基础，中药研究的迅速发展迫切需要能准确快速地测定各种元素的分析方法。

由于中药样品中有些元素含量很低，需用高灵敏度的分析方法。现在常用的微量元素分析方法中，核技术由于其高灵敏度、高准确度、高分辨率、分析速度快、样品用量少等特点，在中药材的微量元素研究中常常起到不可取代的独特作用，也可用来探索古医理论中的一些奥秘，以便科学地继承和发展祖国医学的精华。

1）检测中药材微量元素含量

现在常用的微量元素分析方法中，除核分析方法外，均需要进行中药材样品的预处理，这些过程可能造成待测元素的污染或丢失，而核技术的优势恰好弥补了上述不足。

例如，传统中药材防风药效的发挥与其所含元素种类和含量密切相关。在人体必需的 14 种微量元素中，防风中的钴、锰、铬、铜、锌、镍 6 种元素对人体的骨骼形成、大脑发育、新陈代谢、造血功能等非常重要，其作用不容忽视。同时，防风中还含有铅、砷等有害元素，铅元素会干扰血红素的合成，损害神经系统和脑细胞；砷元素会麻痹人体血管、抑制运动中枢。因此严格检测并控制防风中的微量元素、重金属元素以及有害元素的含量可以为其合理应用奠定基础，同时保证防风药效的充分发挥。为此，我国科研人员用 XRF 技术检测来源于内蒙古、安徽和河北 3 地的防风中的元素含量与药效的关系。研究发现，锰元素含量最高的是内蒙古防风，铜元素含量由高到低依次为安徽防风、河北防风、内蒙古防风；3 个产地的防风中的锌元素均较高。并且发现 3 地的防风中有害元素铅和砷的含量均低于药典规定的 5 μg/g。因此在防风入药研究时，必须考虑地域差异对元素含量的影响，才能充分发挥中药材的药用价值。同时，这一研究也证明了 XRF 技术无需对待测样品进行复杂的预处理，操作简单，检测速度快，样品可以重复利用，成本低，对操作人员要求低，适用于大量中药中多元素同时快速测定，省时省力。

中子活化分析法灵敏度高，可以同时检测一个样品中的几十种元素。我国科学家用中子活化分析法检测了我国吉林以及朝鲜、韩国和日本所产的红参，吉林所产的生晒参以及与人参同属五加科的三七和西洋参的元素含量。他们发现各种红参和生晒参的元素含量无显著差别，韩国产红参的锰含量较高，西洋参中微量元素锰、铁、钴、铜、锌的含量和人参类似，而三七中的锰、钴、铜、锌含量偏低。

另外，我国科学家利用 PIXE 法测定了山东省苍山县和胃癌高发区栖霞县两地农民的主要蔬菜类食物——白菜中的微量元素，结果发现栖霞县白菜中的铬、铁、铜、锶的含量显著高于苍山县白菜中铬、铁、铜、锶的相应含量，而栖霞县白菜中的硒含量明显低于苍山县白菜中的硒含量，其他元素无显著性差异，这一测定结果为探讨胃癌高发的环境因素提供了微量元素方面的依据。

2）揭秘微量元素与中药内在质量之间的关系

我国传统中药十分讲究中药材的产地，许多中药材因为产地不同，其性质和药效也随之不同。例如枸杞子，以宁夏枸杞子最著名；五味子，以辽宁五味子最著名，质最优。经过研究发现，各地气候、水土的不同，不仅会改变药材的外形，而且还会改变它们的药用成分，而其中起关键作用的则是各地水土中微量元素的不同含量。我国核技术专家利用 X 射线荧光分析法，测定不同产地的 12 种道地药材中铁、铜、锌、锰、锶、钙、钾的含量，发现不同种属中药的元素含量存在差异；不同产地同一品种中药的元素含量存在差异；同一产地不同品种中药的元素含量存在差异；不同加工方法影响中药中的元素含量；部分同类或同品种中药的各元素虽有类似含量，但其分布模式也不尽相同。

用于微量元素检测的核技术有一个共同特点就是可以同时检测一个样品中的几种到几十种元素，用核技术对中药微量元素进行分析，可作为评价中药材质量及产地的客观指标，对中药材的质量作出科学验证。例如，用 X 射线荧光光谱技术快速鉴别阿胶的真伪，即将对照药材（真品阿胶）和不同产地的阿胶样品研磨成细粉状后，用 X 射线荧光光谱技术测定各元素种类、含量并得到元素特征谱。得到的主要元素为钙、钠、氯、钾、铁、锌、铝、镁，样品与对照药材的元素特征谱基本一致的为真品阿胶。部分样品中的铬、氯、钙、钠、钾的含量与对照药材相比有显著差异，依据制革常用工艺及原料判断，其中高含量的铬、氯、钠、钾是熬制阿胶时掺入制革的碎杂皮而引入的；而部分样品的钙元素含量是对照药材的几倍，可能是掺入骨胶所致。

3）分析微量元素对中药药效的影响

与其他方法相比，基于同步辐射光源的 X 射线荧光分析法的优点是检出限极低，可检测元素范围大，还具有制样简单、操作方便、无损分析等优点，可以对传统稀缺中药中的微量金属元素进行直接、快速、准确的检测。

例如川西獐牙菜是青藏高原上常用于治疗肝胆疾病的传统藏药，为獐牙菜属植物，有清肝利胆的作用[23]。藏药素以含金属元素著称。这些藏药中的金属元素在疾病治疗中到底扮演着什么样的角色，目前仍不清楚。现代研究表明，金属元素在生命体中虽然含量较低，但作用重要。如果机体缺乏或过量含有某种金属元素，则会导致生物机能的紊乱，进而引起病理变化。因此，治疗肝胆疾病的传统藏药材和复方制剂中金属元素的组成与含量检测显得非常重要。有研究者用同步辐射光源的 X 射线荧光分析法检测了上述藏药材及藏药制剂中的金属元素。发现藏药材川西獐牙菜主要含有钾、钙、锌和铁 4 种金属元素；藏药复方制剂除这 4 种金属元素外，还含有人体必需微量元素锰、铜、镍、钒；同时，还含有铅、汞、铬、砷等有害元素，并且这些有害元素即使少量也可能会引起机体中毒。因此，川西獐牙菜入药时，应该严格控制其有害元素的含量，充分利用有益元素。

第 5 章

核技术与中医经络学说

中医的经络学说一直流传于中国人民的日常生活中，从中医院的针灸到街边小店的按摩，从专家讲座中的气行经脉到茶余饭后聊到的"通则不痛、痛则不通"。每个人都或多或少地对中医经络有些了解，但对于中医经络的实质，却没有人可以说得明白。中医经络因此成为无数科研工作者难以攻克的难题，于是有些人便否定经络的存在，认为中医经络学说是一门伪科学。中医经络就是这样一种熟悉而又神秘的事物，本章将具体讲述中医经络的发现研究历程和如何利用核技术发现并探索中医经络。

神奇的经络

经络是运行气血、联系脏腑和体表及全身各个部位的通道。气和血是中国传统观念中人的构成的主要成分。那经络具体是指什么？

什么是经络？

中医经典著作《黄帝内经·灵枢》中这样描述经络："经

脉者，所以能决死生、处百病、调虚实，不可不通……"可见经脉能通气血，并且每个重要的脏腑都有一条特定的经脉与它相连，有特定的运行途径。而经络常常指的是经脉和络脉这两种通路。在描述经脉和络脉的特点和区别时，《黄帝内经·灵枢》中这样描述：

"经脉十二者，伏行分肉之间，深而不见；其常见者，足太阴过于外踝之上，无所隐故也。诸脉之浮而常见者，皆络脉也。六经络，手阳明少阳之大络，起于五指间，上合肘中。饮酒者，卫气先行皮肤，先充络脉，络脉先盛。故卫气已平，营气乃满，而经脉大盛。脉之卒然动者，皆邪气居之，留于本末，不动则热，不坚则陷且空，不与众同，是以知其何脉之动也。

雷公曰：何以知经脉之与络脉异也？黄帝曰：经脉者，常不可见也，其虚实也，以气口知之。脉之见者，皆络脉也。

雷公曰：细子无以明其然也。黄帝曰：诸络脉皆不能经大节之间，必行绝道而出入，复合于皮中，其会皆见于外。故诸刺络脉者，必刺其结上甚血者。虽无结，急取之，以泻其邪而出其血。留之发为痹也。凡诊络脉，脉色青，则寒，且痛；赤则有热。胃中寒，手鱼之络多青矣；胃中有热，鱼际络赤。其暴黑者，留久痹也。其有赤、有黑、有青者，寒热气也。其青短者，少气也。凡刺寒热者，皆多血络，必间日而一取之，血尽而止，乃调其虚实。其小而短者，少气，甚者，泻之则闷，闷甚则仆，不得言，闷则急坐之也。"

通过这段描述我们可以想到一类组织器官，即血管。许多研究中医经络的专家也发表文章，探讨经络与血管的相关性。事实上，现代人们所认识的经络是在古代人民对血管的粗浅认识的基础上，通过数千年的临床实践总结经验，更加丰富而深入地获得的对其新的认识。以针刺穴位为例，很少以针刺血管为治疗手段，而主要是针刺在筋膜等部位，从而达到治疗对应疾病的效果。这已经超越了"经络是血管"的认识。更有意思的是，经络于行"气"功能这一方面。中医理论把构成生命的物质分为"精""气""神"等，分别对应着现代概念中的"物质""能量""思想"。"气"这个概念在中医理论中被定义为人体内不断升降、出入、运动的精微物质，既是构成人体的基本物质，又对生命活动起着推动和调控作用。经络如何行"气"，经过近些年的实践研究发现并不是血管运输血液这样简单直白，很多研究开启了人们认识经络的新历程。

中医经络学说的发展历程

古代中国人在对世界和生命的认识过程中，逐渐形成了"气"的概念，认为世界万物，包括生命本身，都是由气所构成；气无处不在，在各种物质，包括各种生命形态之间互相传递、互相转化；气是构成世界万物的基本元素，也是生命活动的能量和动力；气受到干扰会影响生物体的健康状态。经络是人体中联络脏腑与肢体，运行气的通路，穴位则是经络上对气进行汇聚、转输与出入的位置。

从马王堆汉墓三号墓中出土的帛书记载，公元前168年就有对经络的描述。其中出土的《足臂十一脉灸经》和《阴阳十一脉灸经》描述了人体11条经脉的循行走向及相关病症和相关穴位。作为中医理论的基础代表作《黄帝内经》在《足臂十一脉灸经》和《阴阳十一脉灸经》所提及的11条经脉的基础上，增加了一条手厥阴心包经，并且明确记载了全部12条经脉的名称、循行走向、络属脏腑及其所主疾病，也对奇经八脉有所论述。《黄帝八十一难经》则明确了奇经八脉，及其与12条经脉的关系。公元282年皇甫谧编纂《针灸甲乙经》，将前人著作加以比较研究，按类编排，删除不实之处和重复内容，成为现存最早的针灸学专著。北宋王惟一编撰的《铜人腧穴针灸图经》附有经脉3人图各1幅，十二经穴图12幅，并在公元1027年铸成铜人针灸经穴模型2具。元代何若愚从经络气血运行时辰相关的理论出发，编撰《子午流注针经》，首创子午流注针灸取穴法，提倡针灸按时取穴治疗。至此之后，针灸经络学说蓬勃发展，名家辈出。

现代科学对经络的研究探索

经络理论是中医理论的核心，经络是古代中国人对气在人体全身运行轨迹的描述，并且将其应用在临床实践中。但是在现代，除了少数修炼气功的大师可以通过"内观"的方式感觉到气在经络上的流动，或者少数人在体表会沿经络的走向出现红点等现象，多数人是在接受针灸治疗的过程中，体会到沿经络的走向存在热或冷等的感觉，更多数人是通过针灸治疗的疗效来验证经络的存在，但尚未明确经络和气的本质，也从未将经络和气与具体的分子联系在一起，导致中医理论被人质疑。例如，晚清时期，吴汝纶认为西医"理精凿而法简捷"，而中医则是"含混医术"；俞樾发表《废医论》首次正式向当时中国政府提出废除中医的主张；袁桂生则将《拟废五行生克之提议》递交神州医药总会；以及1929年通过的《废止旧医以扫除医事卫生事业之障碍案》等。

现代对经络本质的探寻始终无法跳出古代对经络的理解范

畴，造成以经络为核心的中医始终面临巨大的挑战，中医药产业也无法得到很好的发展。但是对于应用经络理论进行针灸治疗所取得的效果，还是广泛被世界所接受。在临床报道上，针灸疗法可以有效治疗多种疾病。并且，"中国针灸"已被联合国教科文组织列入"人类非物质文化遗产代表作名录"。就此，中国国家中医药管理局强调，传承数千年至今的中医针灸，不仅是一种保健和治病救人的医疗技术，也是人类有关自然界和宇宙的知识和实践最具代表性的文化表现形式之一。

虽然对经络本质的研究至今尚未有所突破，但是不同国家的学者不断地从解剖学、物理学、发育学等方面尝试阐明气行经络的基本原理。

通过大量的临床研究证明，针灸可以治疗大部分慢性疼痛，还可以起到局部麻醉的效果。通过磁共振成像（MRI）发现，穴位被针刺后，大脑皮层某些区域的活动会特别加强，而且能够诱导体内产生内啡肽、纳洛酮等神经递质。虽然针灸止痛的研究和应用在国内外非常普遍，但是对于中医，疼痛仅是经络不通的一个表象，针灸治疗疏通经络不仅能够去除疼痛，而且可以治标去根，使患者恢复健康。经络的位置与神经系统有部分重叠，神经介导的经络现象可看作是众多经络现象的一个分支。

除此之外，许多学者研究了筋膜或者结缔组织与经络的关系。费伦教授利用 MRI 和 CT 技术发现，针灸进针的部位大都和结缔组织有关[24]。对筋膜、结缔组织与经络的关系进行深入研究发现，结缔组织中的肥大细胞会因为受到针刺的损伤而释放出许多活性物质，这些活性物质能够改变毛细血管的通透性、改变细胞膜电位、扩张小血管、收缩平滑肌，从而激发局部的经络感传现象。祝总骧先生通过应用甲苯胺蓝染色法，对比人和大鼠中循经低阻线或循经感传线下肥大细胞分布的特征，发现低阻线全程皮肤各层中的肥大细胞数明显多于对照区[25]。

人的经络和穴位具有特殊的声、光、电等物理特性。祝总骧先生沿大肠经垂直线应用特制的叩击锤测试，发现经络上的音强明显大于非经络区域。杨洪钦教授应用高分辨率的红外热成像系统，拍摄了人体经络分布现象（见图 5-1）。在流体力学层面，张维波教授在小型猪和大鼠身上发现经络的低流阻性，认为经络是人体内部的体液通道[26]。日本科学家中谷义雄、法国科学家 Niboyet、德国科学家 Reinhold Voll 分别发现经络上的穴位具有低阻抗、高电导、高电位的电学特性。

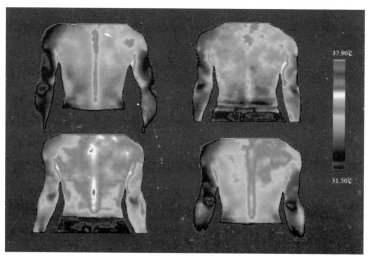

图 5-1　红外热成像显示人体经络（彩图见附录）

20 世纪 70 年代开始，经络与胚胎发育之间的关系就受到了科学家的关注。1983 年，研究者通过对细胞之间的信号转导研究认为，经络系统是一群相对尚未分化形成的、通过间隙连接通道互相连接的上皮细胞。胚胎开始发育时，间隙连接通道仅存在于内部所形成的细胞初始群落之间，在细胞初始群落之间的分界线上，表现出高电导性。经络的位置与这些分界线的位置部分重合。生物体的胚胎发育首先是经络的形成，然后在经络的引导下，发育生成包括神经系统在内的所有生理系统。经络就是胚胎内部所形成的细胞初始群落之间的分界线，仅在分界线上分布间隙连接通道，经络表现出高电导的电学特性，而穴位是人体体表电场中的奇点（Singularity） （见图 5-2）。

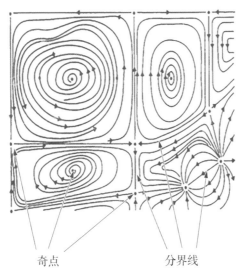

奇点　　　　　　　　分界线

图 5-2 人体体表电场上的奇点与分界线

利用核技术研究经络实质

核技术是研究物质的组成、结构和特性的重要手段。核技术是以核性质、核反应、核效应和核谱学为基础，以反应堆、加速器、辐射源和核辐射探测器为工具的现代高新技术，具有高灵敏度、特异性、选择性、抗干扰性、穿透性等特点，广泛应用于国民经济各个领域，也为自然科学的深入发展提供了可能性，是研究中医经络学说的有力武器。研究经络的走向，放射性核素示踪技术显像也是常用的方法。此外，纳米科技的发展，为应用核技术研究经络实质提供了良好的载体，这些纳米尺度的粒子可以进入生物体内，为核技术研究提供了极大的便利。

 ## 核成像技术在经络学说中的应用

磁共振成像（MRI）、颅脑磁共振血管成像（MRA）、磁共振弥散加权成像（MR－DWI）等技术都可应用在经络的辨证分型上，特别是缺血性中风中经络的辨证分型上。通过磁共振成像，观察颅脑形态的差异，对比中经络的辨证分型，观察的指标主要有颅内动脉狭窄分布以及颅内动脉狭窄程度等。辽宁中医药大学附属第二医院林成才教授在中医经络的辨证分型上发现，肝阳暴亢证患者中大脑中动脉狭窄所占比例最高；风痰阻络证患者中大脑前动脉狭窄所占比例最高；痰热腑实证患者中大脑中动脉狭窄所占比例最高；气虚血瘀证患者中大脑后动脉狭窄所占比例最高；阴虚风动证患者中大脑后动脉狭窄所占比例最高。

在研究针刺经络对人体的调节作用，特别是针刺刺激对神经系统的影响和调整作用时，磁共振成像（MRI）也发挥了极大的作用。有学者研究总结了沿着经络的多个穴位的脑功能成像结果，发现分布在相同经络的多个穴位，其诱导的脑激活和负激活模式存在相似性，如胃经上分布的穴位，均呈现了缘上回的激活，以及扣带回后部、海马和旁海马区的负激活，这种现象是否能说明不同经络入脑后的解剖定位还有待更多的研究来证实（见图 5 - 3）[27]。

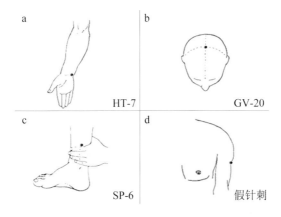

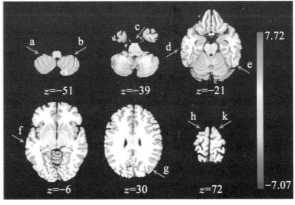

图 5 - 3 MRI 研究针刺刺激对神经系统的影响和调整作用
注：假针刺是指将针刺组的塑料导管的一端置于压痛点，施用一定的压力，不刺入皮肤，代替针灸针点按穴位。

与磁共振成像（MRI）相似，CT、PET 也在缺血性中风中经络的辨证分型和观察针刺刺激对神经系统，特别是颅脑的影响和调整作用中扮演着重要的角色。除此之外，利用 CT 技术还可以研究特定经络的解剖物质基础及其在人体上的三维定位，如手太阴肺经；应用 PET 技术可研究示踪剂经穴位注射后沿经络走行的空间定位（见图 5 - 4）；利用 PET/CT 多功能图像融合功能，可显示 ^{18}F - FDG 经穴位注射后沿经络走行的空间定位[28]。

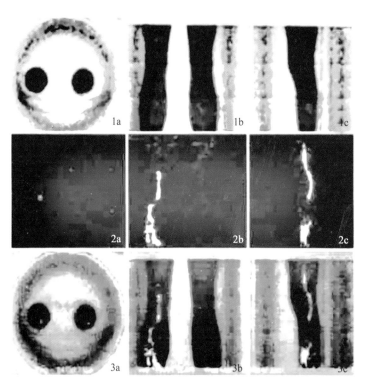

a—横断面；b—冠状面；c—矢状面；1—透射扫描；2—发射扫描；3—融合图像。

图 5 - 4　PET 研究示踪剂经穴位注射后沿经络走行的空间定位

SPECT脑灌注显像rCBF评价已成为临床常规方法，可对各种原因引起的脑血流与功能异常性疾病做出临床诊断。研究人员用SPECT脑灌注显像在针灸治疗对局部脑血流和脑功能的影响方面进行了研究，发现针刺正常志愿者一侧合谷和曲池穴时，针刺肢体穴位的对侧大脑额叶、顶叶皮质、对侧丘脑、同侧基底核和双侧小脑的局部脑血流和功能增高。针刺脑血管疾病患者的合谷和曲池穴时，对其脑功能的影响除和正常志愿者的相同外，病变区域也明显变小或消失，证明针灸可以增加局部脑血流量和增强脑细胞功能活动。经络中气血运行特征的放射性核素显像是研究经络现象的一种主要方法，可以用^{32}P放射自显影技术对手三阳、手三阴经循行路线示踪（见图5-5）[29]。

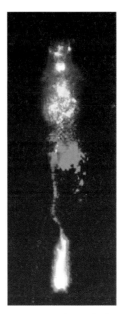

图5-5　肾经的放射性核素迁移轨迹

 ## 核分析技术在经络物质基础研究中的应用

能够运行气血、联系脏腑和体表及全身各个部位的经络是由什么物质构成的？这种物质有什么特点？中医中的气指的是什么样的物质？这些问题始终是回答经络是什么，气是什么的关键。

质子激发X射线荧光分析（proton induced X-ray emission，

PIXE）技术是一种核分析技术。它用高速质子照射样品，质子与样品中的原子发生库仑散射。原子内层电子按一定概率被撞出内壳层，留下空穴，较外层的电子向这个空穴跃迁时发射出特征 X 射线。用探测仪器探测和记录这些特征 X 射线谱，根据特征 X 射线的能量可定性地判断样品中所含元素的种类，根据谱线的强度可计算出所测元素的含量。利用这样的方法研究经络穴位、非穴位处的化学元素浓度的异同有不少优点，如可以将检测的对象放在大气中；质子束轰击不会产生严重损伤；样品大小不受限制；可以同时进行多种元素分析等。用它研究人体中与经络穴位相关的结缔组织结构上的化学元素浓度的特异性分布，发现穴位中铁、锌等元素的浓度都会比非穴位处的高。复旦大学张新夷教授在经络、穴位物质基础的 X 射线分析方面做了大量的工作，他的研究工作发现并肯定了经络穴位处有铁、锌等元素的聚集，而在非穴位区域，这些元素含量就很少。为了了解穴位处富集的元素是怎样参与穴位调节作用的，就必须首先了解这些元素如何与周围的原子结合，所以可选择 X 射线吸收精细结构（XAFS）方法来研究它们的结构。XAFS 是一种同步辐射特有的结构分析方法，它可以提供小范围内的原子簇信息。所以在穴位研究过程中，使用 XAFS 来研究穴位中富集的元素和周围环境的结合情况是一种可行的方法。通过对锌元素的 XAFS 分析，发现锌元素在穴位处和在穴位外与周围配位基的结合情况是非常不同的，所有穴位处锌元素第一壳层的氧原子数要多于非穴位区。锌元素具有许多神奇的功能。在生命现象中，当精子和卵子相遇诞生受精卵时，新生的受精卵细胞就会发出"耀眼的光芒"，好像用"火花"来庆贺这一伟大的时刻，这"火花"就是由锌元素爆发的

"锌火花"。锌元素在人体中也有信号传递的作用，在穴位处的富集及其不同于非穴位处的结构，说明锌在穴位处可能承担着信号传递的特殊功能。

从自由基角度研究经络

自由基是一类在核物理中被称为具有顺磁性的物质，目前在生命科学中，抗自由基和消除自由基常常与抗衰老相联系，那到底什么是自由基？自由基和经络又有什么样的关系？下面详细介绍。

自由基与疾病

自由基是含有不配对电子的分子、离子、原子（团）等，具有顺磁性和高度活性。氧分子是含有 2 个不配对电子的自由基，超氧自由基是氧分子得到 1 个电子配对后保留 1 个不配对电子的自由基，因此呈负电性，也称为超氧阴离子。

生物体内的超氧自由基主要来自线粒体的呼吸电子传递链中发生的电子泄漏现象。另外，细胞膜上或吞噬体膜上的 NADPH 氧化酶也会生成超氧自由基，用于消灭膜内外的细菌或真菌。

超氧自由基是细胞内毒性最大的自由基，可对细胞膜进行脂质过氧化，氧化膜上的蛋白质和多糖的活性基团，导致膜的生理功能发生重大改变；可增加细胞膜对阳离子的通透性，造成胞内钙离子的聚集，激活胞内磷脂酶和蛋白酶，导致细胞破裂；可氧化胞内酶蛋白，抑制酶的活性，导致细胞生理功能的损伤，引起细胞凋亡[30]。

生物体的免疫系统会利用免疫细胞产生的大量的超氧自由基，杀死体外入侵的微生物，同时也破坏自身的组织细胞，诱发各种疾病，如炎症、休克、肿瘤、糖尿病、呼吸障碍、组织纤维化、动脉粥样硬化、缺血再灌注损伤、阿尔茨海默病等，也是导致生物体衰老最主要的原因。

一对亲爱的小伙伴——"氢"和"氧"

从能量的循环角度来说，包含人在内的生命体所需的能量，可以说是来自电子的迁移。换句话说，人也是一种"电器"，依靠消耗"电能"运行其特有的功能，这样的概念乍听起来有点惊世骇俗。事实上，人的能量来源于呼吸代谢，而呼吸代谢的本质是消化道所吸收的葡萄糖等物质，将一对电子经过一系列复杂的过程传递到呼吸道吸收的氧原子中。这一对电子在迁移的过程中释放出能量供机体活动所需。葡萄糖等物质所释放的电子从某种意义上来说，可以认为是物质上的氢原子释放出来的电子被氧原子吸收了。能够提供电子的物质称为还原物，能够吸收电子的物质称为氧化物。氢原子就是这样作为还原物，在我们身体里源源不断地给氧原子递送电子，同时释放出能量供生命活动所需。当氢原子和氧原子通过电子缔合在一起，就成为我们熟悉的水分子（见图5-6）。

水分子常常被认为是无毒无害的，可是构成它的氢原子和氧原子，一个具有很强的还原性，一个具有很强的氧化性。它们中的电子一旦多一个或者少一个，就会变成对生命有害的物质，比如过氧化氢和超氧自由基。一项新的研究结果表明，当微滴从空气中凝结到寒冷的物体表面上时，会发生水分子转变

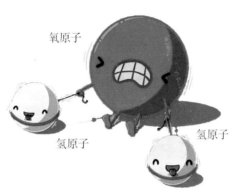

氧原子

氢原子 氢原子

图 5-6 水分子

成过氧化氢的现象，并且能够让过氧化氢检测试纸出现特定的蓝色。研究表明，水的过氧化氢转化是一种普遍现象，发生在雾、薄雾、雨滴和其他自然形成的微滴中。

生物极端焦虑的时候也会产生这样的电场，将无害的水分子转变为有害的过氧化氢，例如一夜白头或一夜掉发的现象。事实上，氢原子还是那个氢原子，氧原子还是那个氧原子，但因为电磁场的作用，使得电子缔合的形式发生了变化，这样无害的水分子就变成了有害的过氧化氢。用特定的电磁波（如光照）辐射水其实也能生成过氧化氢，电离出氢和氧。水里面的离子或者其他成分可能会扮演辅酶或者催化剂的作用，影响水对电磁波的反应，改变特定吸收的频率，增加或减少反应速度。这可能也是不同天然矿泉水具有不同生理功效的原因。当然这些现象都需要仪器和方法，特别是核技术去探索。

气行经络与活性氧自由基通路

活性氧自由基是重要的生理活性物质，其生物电学过程能够引发各种生理现象，同时这些生物电学过程可以通过微电子传感技术进行表征。活性氧自由基主要来源于生物体内的呼吸代谢，是氧原子接受电子数目不等而形成的多种性质活泼的物质，主要包括超氧阴离子自由基、过氧化氢自由基和羟自由基等。活性氧自由基可能在细胞之间、组织之间传递。活性氧信号的转导不仅在细胞内被发现，也在细胞之间和组织之间被发现。通过将感应活性氧的环状排列黄色荧光蛋白（cpYFP）转入细胞微管、肌动蛋白和整联蛋白上，可观察到活性氧自由基电子从线粒体通过微管、肌动蛋白和整联蛋白传递到细胞膜外胶原蛋白中的现象（见图 5-7）。因此，进一步推测在更大尺度范围内的细胞之间甚至组织之间也能够传递活性氧自由基电子。

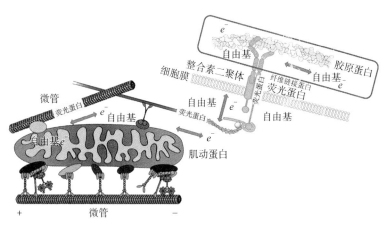

图 5-7　活性氧自由基电子从线粒体传递到细胞膜外胶原蛋白

研究发现，活性氧自由基电子传递的重要物质基础可能是一些特定结缔组织、筋膜。腹白线是腹壁肌层正中线上的白色结缔组织，由两侧的腹内、外斜肌和腹横肌腱膜交织而成，很少有血管和神经。目前对这个结缔组织的研究工作，除了主要关注结构特点和生物力学功能之外，也越来越多地关注其他生理功能，尤其是活性氧、电生理等方面。

浙江工商大学饶平凡教授应用多种活性氧自由基示踪方法，在猴子和大鼠身上的一些特定结缔组织中，发现与经络走向非常类似的活性氧荧光信号分布（见图5-8与图5-9）。活

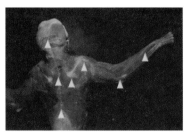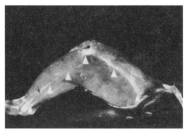

图5-8　猴全身活性氧自由基分布（彩图见附录）

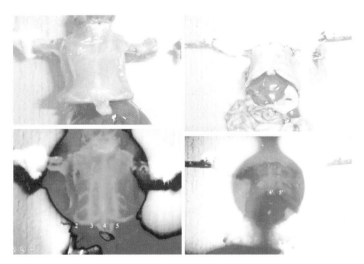

图5-9　大鼠全身活性氧自由基分布（彩图见附录）

性氧集中在结缔组织部位，这意味着结缔组织有可能是传递活性氧自由基电子的通路，有可能是经络的物质基础。

通过研究对结缔组织传递的活性氧自由基电子进行调控的生理效应，发现如果调控特定的结缔组织的活性氧平衡，有可能通过特定的通路——"活性氧自由基电子传递通路"，靶向调控远端组织的活性氧平衡。

笔者通过电子导体将离体的腹壁肌层与本体相连，比较不同的连接方式，发现只有通过特定的连接部位——腹白线才能出现明显的活性氧荧光信号。

核技术与氢氧好伙伴

氢原子和氧原子这两种"一阴一阳"的能量物质在人体的分布和运行轨迹，引起了众多科学家的探索。曾有学者在1996年提出了"气就是氢"这样的概念[31]。用放射性核素标记的方法也许能在摸索氢在生物体内的分布方面提供有力的技术支持。

同样，探索氧原子在生物体内的分布也可以通过特定的核技术方法进行。特别是超氧阴离子自由基，因为其特有的顺磁性，可以通过电子自旋共振方法检测，但目前电子自旋共振方法的灵敏度还无法像核磁共振成像技术那样能够对生物体清晰成像。除此之外，对活性氧自由基在生物体内的示踪，目前已经开发出一系列示踪剂，这对研究活性氧的分布提供了便利。

经络电磁学和能量场

核技术研究和应用的对象包含原子核和核外电子，以及所产生的磁和场。在研究中医经络的现象、物质基础和规律方面，核技术所包含的生物电学、生物磁学、生物电磁学等学科的知识发挥了重要的作用，也由此获得了众多的研究成果。

经络的生物电磁学

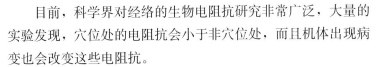

目前，科学界对经络的生物电阻抗研究非常广泛，大量的实验发现，穴位处的电阻抗会小于非穴位处，而且机体出现病变也会改变这些电阻抗。

经络系统如同人体内部连接各个脏腑与肢体的网络，不仅传递着能量，也传递着信息。现代科学研究发现，生物体由无数个细胞所构成，每个细胞都是独立的个体，每个细胞又必须互相协作，共同完成特定机能。细胞之间需要协作，就必须依赖于各种信号转导途径，才能保障生物体各项机能的正常运行。

信号分子在调节生物体的生命活动中，起着非常关键的作用，但是其传递方式主要是简单扩散，无法做到如同经络系统一般能够远程、迅速、特异性传递信号，因此经络系统并不依赖于此信号分子传递信息。除信号分子传递模式以外，生物体的信号转导途径还可依赖体内的生物电网络系统。

生物电对生命同样具有非常重要的意义，其中最为关键的是以超氧自由基为信号的氧化还原信号转导。生命活动中存在着大量的氧化还原反应，例如生命赖以生存的呼吸电子传递链，其在电学上表现为大量的电子转移。细胞也正是通过这种反应储存电能，并且与环境进行能量交换和信息传导。

生命活动中所产生的大量的电子转移，改变了所在环境的电磁场，同时也受到变化的电磁场所产生的重要作用。研究生命科学的许多学者正是采用电路系统理论研究电磁场在生物体内的循环变化，并且与生物体的节律现象紧密联系，形成一系列如心电图学、脑电图学、脑皮层电图学、肌电图学、眼动电图学、视网膜电图学、触觉电图学等关于电生理的学科。

生物电信号的传导依赖于膜电位的变化，最终激活目标细胞膜上的电压门控离子通道等的感应蛋白，引发胞内的后续效应。除了神经系统，作为氧化还原信号的超氧自由基同样具备膜电位的传导方式，并且可以影响其他的信号传导途径。超氧自由基作为生物体内普遍存在的能量代谢产物，在经络的本质研究中比神经系统具有更重要的意义。

生物磁学研究经络除了上述用核磁共振的方法之外，还有穴位磁刺激研究经络法。如河北工业大学徐桂芝教授利用磁刺激特定的穴位来分析脑电信号，发现刺激不同的穴位对不同脑区会产生差别影响。

经络能量场

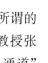

经络到底要运输什么样的物质，什么样的能量，而所谓的"气"到底是指什么？浙江大学生命科学院生物物理学教授张长琳先生经过多年的研究和实践，认为经络可以是"电通道""光通道""微波通道""声通道""化学通道"等。他将生物体内的信息传递分为三类，分别是"邮政通信系统"——通过化学物质的通信、"有线通信系统"——通过神经纤维的通信，以及生物界的"无线通信系统"，而人的身体不仅是"化学身体"，也是"电磁场身体"[32]。

台湾大学前校长李嗣涔先生认为中医经络学说中的"气场"是"挠场（Torsion field）"。挠场是一个相对论物理学名词，又称为扭转场、有挠引力规范场、有挠时空、有挠引力场等。广义相对论认为时空具有曲率，有挠引力理论进一步认为时空不仅具有曲率还具有挠率。挠场有以下几个特点。一，挠场是时空的扭曲，与引力场是时空的弯曲相似，挠场不会被任何自然物质所屏蔽，比如两物体之间有一堵墙，并不会屏蔽引力，也不会屏蔽挠场，因此挠场在自然物质中传播不会损失能量，但会被散射，它的作用只会改变物质的自旋状态。二，挠场在四维时空的传递不受光速的限制，也就是它的速度超过光速，不但能传向未来，也能传向过去。三，当挠场源被移走以后，在该地仍保留着空间自旋结构，即挠场有残留效应。李嗣涔先生认为这些性质也正是"气场"的性质[33]。

综上所述，核物理科学和技术能从多角度、多方面揭示生命的秘密，帮助我们探寻经络的本质。

第 6 章

中药材品质的监测防控

据统计，约 64% 的人使用过药用植物来治疗疾病和缓解疼痛，尽管中草药越来越受到人们的欢迎，但中草药中可能含有不同危险水平的有毒霉菌。根据发表在《真菌生物学》上的一项新研究，甘草、印度忍冬和罂粟等草药，有可能受到有毒霉菌的污染。该研究的作者来自巴基斯坦白沙瓦大学，他们发现在常见药用植物中，约 43% 的植物被天然毒素污染，这些毒素是由可能对人类健康有害的霉菌产生的。他们监测的样品中，30% 的样品含有黄曲霉毒素（AFT），这种毒素是致癌物质，与肝癌有关；约 26% 的样品被赭曲霉毒素 A 污染，这种毒素对肝脏和肾脏有毒性，能抑制免疫系统。

在我国，中药材的使用十分广泛，人们可以很方便地从市场购买并使用药用植物。人们常常认为，天然的植物一定是安全的。然而从很多调查和经验中可知，事实并非如此。

1953 年，我国颁布了第一版《中国药典》。2020 年 12 月 30 日，新颁布的 2020 年版《中国药典》正式实施，这是第十一版药典。新版药典的颁布实施将对我国药品的研发、生产、检验、流通以及监督管理产生重大影响。

2020 年版《中国药典》以中医临床需求为导向构建中药质量控制技术体系，强调了有效控制外源性污染物对中药安全性造成的影响，制定中药安全用药检验标准及指导原则。

因此，安全使用中药材，监管部门必须适时地监测中药材的品质，控制霉菌污染，有效测试污染物并量化污染量。重金属、农药、霉菌毒素、二氧化硫和微生物是中药材主要的外源性有害物质（污染物质），下面介绍一下它们的影响和危害。

🌀 中药材外源影响

金银花、人参、大枣、麦冬、陈皮、三七、党参、枸杞、菊花、当归等（见图 6-1）都是人们熟悉的中药材。一旦发生霉变，对药材品质的影响很大，图 6-2 所示为肉眼能看到的霉变。

金银花
Lonicerae
Japonicae Flos

人参Ginseg
Redix Et
Rhizoma

大枣
Jujubea
Fructus

麦冬
Ophiopogonis
Radix

陈皮Citri
Reticulatae
Pericarpium

三七NOtoginseng
Radix Et Rhizoma

党参codonopsis
Radix

枸杞Lycii
Fructus

菊花
Chrysanthemi
Flos

当归
Angelicae
Sinensis Radix

图 6-1 一些常见中药材的名称和实物图（彩图见附录）

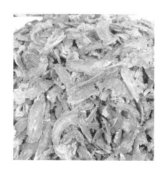
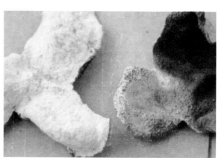
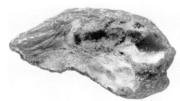
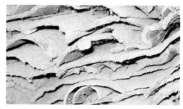

图6-2　中药材发生肉眼可见的霉变（彩图见附录）

　　虽然我们可以避免食用这些肉眼能看见的霉变药材，但空气中还分布着大量肉眼无法看见的散落在药材表面的霉菌孢子。当空气温度、湿度、药材含水量合适，且营养足够的情况下，经过一定时间，药材表面就会萌发菌丝，分泌酵素，溶蚀药材内部组织，这时服用这些药材非但不能保健反而是加强了致癌的风险。

　　霉变现象在中药材种植、加工、储藏等一系列环节中普遍存在，多数药材在生产、加工、储藏、运输的过程中，由于条件和技术不到位，很容易发生霉变。例如，黄曲霉毒素是一种毒性很强的肝毒素，可引起肝脏的急、慢性损害，同时还可对肾脏等其他多种组织器官造成严重损害，并具有致癌、致畸、致细胞突变的"三致"危害。

中药材广泛用于治疗疾病、膳食补充和日常饮食中，充分防控药材及相关制品的污染风险，消除影响因子，及时采取有效的方法进行防治，对提高药品安全性有着非常重要的意义。同时人们也要了解不同药材的特性，如神曲、淡豆豉、陈皮、麦冬、当归、山药、山茱萸、杏仁、薏苡、胖大海等药材，属于易发霉物质，其被污染的可能性较大。

还有一种外源影响是中成药的间接污染，当被毒菌污染的药材作为相关制剂的原材料时，会导致制成的中成药被间接污染。如中药的丸剂、散剂、片剂中往往含有大量药材原粉，生产过程中如果消毒不严、环境恶劣或技术简陋，则很容易造成霉变。中药中的发酵制剂被曲霉污染的概率也非常高，因此若中成药中含有豆豉、曲类药材往往也是造成污染超标的重要原因。

已发布的 2020 年版《中国药典》的编制大纲中提出"有效控制外源性污染物对中药安全性造成的影响，全面制定中药材、饮片重金属及有害元素、农药残留的限量标准；全面制定易霉变中药材、饮片真菌毒素限量标准"。在中药材方面，加强对中药材（饮片）33 种禁用农药残留和对中药材（饮片）真菌毒素的控制，在控制黄曲霉毒素的基础上，增订了对人体危害较大的展青霉素、赭曲霉毒素 A、玉米赤霉烯酮、呕吐毒素等素的控制。因此，"可见的毒素分析检测技术和应用"是中药材品质保障的关键，通过有效的检测和监测才能实现精准控制。下面简单介绍一下这些药材中破坏分子的特征及其"毒作用"方式。

药材的破坏分子

中草药可能含有危险水平的有毒霉菌，因为在我们肉眼看不到的地方，生存着各种形状不同的霉菌，当它们转变为毒素进入人体，就成为身体中的捣乱分子，图6-3、图6-4中是各种曲霉和青霉在显微镜下的形状。一般来说，能生成霉菌毒素的霉菌都属于曲霉和青霉。

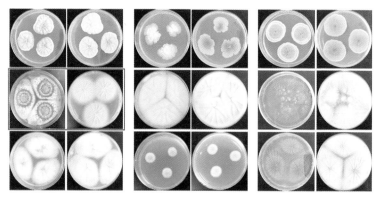

图6-3　各种曲霉在显微镜下的形状（彩图见附录）

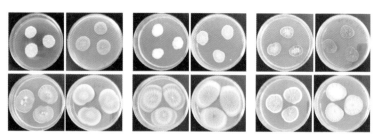

图6-4　各种青霉在显微镜下的形状（彩图见附录）

人们经常谈到"霉菌",很多人认为霉菌是有毒物质,实际上霉菌并不一定有毒,毒素和霉菌不是等同的。

中药中的"毒""毒素"与"霉菌"

"毒",即指药物可以对人体造成伤害的性质。有毒的药物,大多性质强烈,作用峻猛,极易损害人体,常用治疗量范围较小,安全性低。

1)毒

中医药学认为,药物之所以能治疗疾病,就在于它具有某种偏性。临床用药就是取其偏性,以调节脏腑功能,纠正阴阳盛衰,最终达到祛除病邪,强身健体的目的。古人常将药物的这种偏性称为"毒"。

2)毒素

毒素包括黄曲霉毒素、呕吐毒素、玉米赤霉烯酮等,是指霉菌或真菌产生的毒性代谢产物。

3)霉菌

霉菌是指真菌中不形成大的子实体的全部丝状菌类,其特点是菌丝体较发达,无较大的子实体,同其他真菌一样,也有细胞壁,以寄生或腐生方式生存。霉菌不是毒素,当霉菌寄生在中药上,可使之发霉变质(即霉变),有的霉菌可产生毒素,如黄曲霉毒素等。

4)霉变

霉变又称发霉,是霉菌在中药表面或内部滋生的现象。主要是因为空气中飘浮着很多真菌的孢子,一旦落在药材的表面,在适宜的温度(20～35℃)、湿度(相对湿度75%以上或中药含水量超过15%)和足够的营养条件下就会生长繁殖,分泌酵素溶蚀药材组织，导致药材破坏，其有效成分发生变化而失去药效。

中药发霉的主要原因如下：

（1）中药内含有霉菌寄生所需要的养料。许多中药都含有蛋白质、淀粉、糖类及黏液质，这些是霉菌生成繁殖所需要的营养物质。

（2）受潮湿的影响。中药在存储前一般要干燥处理，但在储藏的过程中仍易吸潮，特别是在梅雨季节，空气很潮湿，中药从外界吸收水分，中药的含水量变高。同时外界合适的温度加快了霉菌的成长、繁殖，导致中药发霉变质。有些霉菌在5℃就能生长，有些在45℃还能繁殖，引起中药霉变的霉腐微生物最适宜在25～35℃繁殖生长，所以，降低温度即可抑制霉菌生长。掌握好一年之中中药最难保管的3个节气，分别是清明节（公历4月4日～6日）、端午节（农历五月初五）和中秋节（农历八月十五）。在这3个节气前后，气温较高而多雨，药材极其容易吸潮发霉。

（3）中药本身"发汗"。中药受到闷热，过分潮湿或堆放过高过紧，使药材的内部组织细胞活性加强，产生热量，药材内部的水分就会蒸发到表面，这种现象称为"发汗"，也能引起发霉现象。

（4）生虫后引起发霉。中药被虫蛀后，害虫会排泄代谢产物，散发热量，致使中药温度升高，湿度增加，给微生物的繁殖创造了条件，会引起霉变。

另外，在储藏过程中，如果外界环境不清洁，也是中药发霉的主要原因之一。

5) 霉变特征

药材霉变后会造成有效成分的降解，产生的霉菌毒素也会给患者带来危险。借助光学显微镜等仪器观察中药材表面肉眼不易察觉的细微性状特征，并以此作为鉴定依据的鉴别方法，能够观察到许多传统的性状鉴定方法看不到、显微鉴定又看不清的药材特征信息。

在霉变药材的微性状鉴定中，选择甘草、三七、菊花、金银花、番泻叶、金钱草、黄芩、党参8种中药材，以洒水和温室放置的方法使药材霉变，用水洗法、刷霉法、颠簸法除去药材表面霉菌后，在普通生物显微镜下观察药材的微观形状特征。结果如图6-5所示，在8种药材的裂隙或凹陷处等不易洗刷部位可观察到菌丝和孢子囊，残留的菌丝和孢子数量因药材表面粗糙程度和裂隙大小而异。

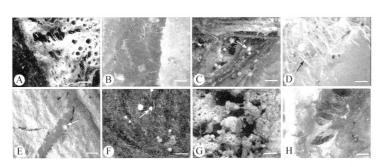

A—水洗后的霉变甘草；B—刷霉后的霉变三七；C—颠簸后的霉变菊花；D—颠簸后的霉变金银花；E—水洗后的霉变番泻叶；F—水洗后的霉变金钱草；G—刷霉后的霉变黄芩；H—水洗后的霉变党参。

图6-5　霉变药材的微观形状（彩图见附录）

注：红色箭头示菌丝，白色箭头示霉菌孢子，黑色箭头示金银花非腺毛，标尺为0.2mm。

最常见的霉菌毒素有黄曲霉毒素（Aflatoxin）、玉米赤霉烯酮/F2 毒素（ZEN/ZON，Zearalenone）、T2 毒素（Trichothecenes）、呕吐毒素/脱氧雪腐镰刀菌烯醇（DON，deoxynivalenol）、伏马毒素/烟曲霉毒素（Fumonisins，包括伏马毒素 B1、B2、B3）。其中，黄曲霉毒素是一群微菌毒素的总称，是由黄曲霉（Aspergillus flavus）所分泌，经代谢后与 DNA 结合而形成的，有很大的毒性，下节将以黄曲霉毒素为例介绍中药中毒素对人的危害和防控。

中药中黄曲霉毒素的危害和检测

黄曲霉毒素的种类有 B1、B2、G1 和 G2，结构如图 6-6 所示，在紫外光照射下会产生荧光，B1、B2 呈蓝色，G1、G2 呈绿色。黄曲霉毒素 B1 是强烈致癌物，主要存在于农产品、动物饲料、中药等产品中。

图 6-6　黄曲霉毒素的种类和化学结构图

中药中黄曲霉毒素对人体的危害

黄曲霉毒素对人体的危害包括如下两大类。

1）引起急、慢性中毒

黄曲霉毒素是剧毒物质，其毒性相当于氰化钾的 10 倍，砒霜的 68 倍。黄曲霉毒素属肝脏毒，除抑制 DNA、RNA 的合成外，也抑制肝脏蛋白质的合成。有关黄曲霉毒素引起人类的急性中毒事件，国内外均有许多报道，最典型的是印度的霉变玉米事件，该事件直接导致了数十人丧生，数百人患上不同类型的肝脏疾病。

2) 致癌性

黄曲霉毒素有极强的致癌性，长期摄入黄曲霉毒素会诱发肝癌，其诱发肝癌的能力比二甲基亚硝胺大 75 倍，是目前公认的致癌性最强的物质之一。另据世界卫生组织报道，黄曲霉毒素的含量在 $30\sim50\,\mu g/kg$ 时为低毒，$50\sim100\,\mu g/kg$ 时为中毒，$100\sim1\,000\,\mu g/kg$ 时为高毒，$1\,000\,\mu g/kg$ 以上为极毒。

产生黄曲霉毒素的曲霉属真菌孢子，干热致死温度为 $120\,^{\circ}\text{C}$，不溶于水，一般的洗、刷、晒及加热炮制等均无法杀灭产毒霉菌和降低黄曲霉毒素的含量，中药材一旦发生霉变而污染上 AFT 后，一般很难消除。因此，从中药生产到上市的各个环节中，预防产毒菌污染并控制菌的生长是从源头解决问题的根本措施。成熟的检测技术是防控的必备工具。

中药中黄曲霉毒素的检测

目前霉菌毒素的检测方法有薄层色谱法、酶联免疫吸附测定法、镧系荧光快速检测法、胶体金快速检测法、高效液相色谱-紫外检测法、高效液相色谱-串联质谱法。不同方法会采用不同的前处理方式，不同检测方法的使用环境和检测要求也不一样，详情见表 6-1。

表 6-1　霉菌毒素的不同检测方法对比

检测方法	前处理	检测成本	检测时间	检测环境	准确性	捕获方式
薄层色谱法	提取、萃取、浓缩	低	长	实验室	差	原位
酶联免疫吸附测定法	提取、过滤	低	长	实验室	半定量	免疫
镧系荧光快速检测法	提取	低	短	现场	定量	免疫
胶体金快速检测法	提取	低	短	现场	定性	免疫
高效液相色谱-紫外检测法	提取、过滤、免疫亲和柱净化、洗脱、浓缩	高	长	实验室	定量	原位
液相色谱-质谱联用法	提取、过滤、免疫亲和柱净化、洗脱、浓缩	高	长	实验室	定量	原位

注：（1）实验室检测环境指检测设备、试剂和附件的操作和检测活动都在实验室内完成，相关检测参数均在实验室内测出；（2）现场检测环境指检测设备、试剂和附件可移动到检测物栏边完成检测活动，现场可以得到检测结果；（3）检测成本，相对比较，从几十元到几千元不等；（4）检测时间，定性比较，短指 15～30 分钟，长指 120～几百分钟；（5）原位是指直接单分子检测；免疫是指采用免疫反应捕获。（6）定量指一次实验即可确定毒素含量高低和具体数值，需用标准品做标准曲线。半定量指仅可识别毒素含量高低，但无法确定具体数值，或需使用梯度稀释多次检测才能确定具体数值。定性检测是指采用目测判断。

　　液相色谱法为常规检测方法，液相色谱-质谱联用法一般为确证方法。另外《中国药典》中新增了检测方法，以强化质控手段，包括 X 射线荧光光谱法（用于元素杂质控制），采用光阻法替代显微法检查乳粒粒径，将转基因检测技术应用于重组产品活性检测，新增免疫化学法通则。同时，扩大成熟检验方法在药品质量控制方面的应用，例如采用液质联用法用于中药中多种真菌毒素的检测，采用气质联用法对农药残留进行定性鉴别，高效液相色谱法逐步替代薄层色谱法测定化学药有关物质，高效液相色谱法用于抗毒素分子大小分布检测等。

镧系荧光快速检测法是基于时间分辨荧光免疫分析的一种快速定量的免疫分析技术。高敏镧系荧光免疫分析技术是时间分辨镧系荧光分析法的发展和延伸。核医学科学家们做了大量的非放射免疫标记技术前瞻性基础研究工作，有大量的关于时间分辨荧光免疫分析的论文和研究成果，基于时间分辨荧光免疫分析的新技术和新方法将引领着非放射免疫标记技术的发展。

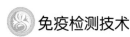 免疫检测技术

在介绍高敏镧系荧光免疫分析法之前，让我们先来回顾一下免疫检测技术的发展进程。20 世纪 60 年代，美国科学家 Yalow 和 Berson 创立了放射性免疫分析方法（Radioimmunoassay，RIA），从此开启了"标记"免疫检测技术的大门。

在随后的几十年中，平均每十年会出现一种全新的免疫检测技术。而在高敏镧系荧光免疫分析法出现之前，科学家们使用最多的方法就是一种免疫酶技术——酶联接免疫吸附剂测定（Enzyme-linked immunosorbent assay，ELISA），也就是全球称霸体外检测数十年的美国爱德士公司的核心技术。ELISA 技术的原理是将一定浓度的抗原或者抗体通过物理吸附的方法固定于聚苯乙烯微孔板表面，加入待检标本，通过酶标物显色的深浅间接检测样品中待测物的含量。

ELISA 方法最大的优点就是避免了使用放射性核素，克服了传统 RIA 的放射安全性的问题，但其检测灵敏度和范围

却受限于光吸收技术的固有缺陷，即溶液颜色变化易受外在环境影响，线性范围低，直接影响检测灵敏度。

高敏镧系荧光免疫层析法

高敏镧系荧光免疫层析法是基于镧系荧光免疫标记技术和测流层技术而建立的快速检测方法。它集合了酶标记技术、放射性核素标记技术的优点，具有灵敏度高、特异性强、稳定性好、无污染，且测定范围宽，试剂盒寿命长，操作简单和非放射性等优点，越来越受到各领域科研工作者的关注。

高敏镧系荧光免疫层析法的检测系统具有如下特性：

（1）高敏感性，灵敏度比金标、酶标高 1～2 个数量级；

（2）高稳定性，荧光示踪剂稳定，不受检测环境干扰；

（3）快速检测，仅需 15～20 分钟；

（4）仪器微型化，携带方便，适用现场、野外检测；

（5）仅需一台高敏荧光分析仪，适用范围广；

（6）仅需一份检测样本前处理，适用于多组分检测。

高敏荧光定量快速检测技术在药材质量监测中的应用

在中药、食品、饲料行业中，真菌毒素的准确、灵敏、便捷高效检测一直是安全检测中的重点内容与发展趋势。传统的薄层色谱法灵敏度低、费时费力，无法满足快速检测的需要。气相色谱法、气相-质谱联用法、液相色谱法和液相-质谱联用法具有检测限低、重现性好、回收率高等优势，但由于其操作繁琐、检测周期长，故不适合应用于现场快速检测。基于免疫学原理的酶联免疫吸附法、胶体金免疫层析技术和荧光免疫分析技术具有快速、灵敏、经济、准确等优点，其发展和应用越

核技术解读中医药千年奥秘

来越受到各界人士的重视。采用高敏镧系荧光免疫技术（简称高敏荧光分析法），我国自主研制的高敏荧光分析仪和配套的荧光检测试剂，可以实现"一次前处理，多项霉菌毒素检测"，操作简便、快速；检测仪器小型化，携带方便，适用于现场、实验室的检测；其检测灵敏度、特异性达到 ELISA、化学发光的同类产品的水平；每次检测不需要做标准品比对（降低检测成本），更可随时、随地对比检测数据，可为产品生产和科学管理提供大数据统计分析，以及根据需要实时检索可靠的检测（或监测）数据。

由于黄曲霉毒素是中药品质管控中的重要一项，现以黄曲霉毒素为例，介绍这种现场快速定量的检测方法。

霉菌毒素（黄曲霉毒素）检测方法

霉菌毒素包括黄曲霉毒素，药材可能会受黄曲霉毒素污染，实验室常用高效液相色谱法（HPLC）进行检测，在很多已发布的标准中有对这种测试方法的详细描述，这里不再赘述。下面将主要介绍利用现场快检常用的高敏荧光分析法测定药材中黄曲霉毒素 B1 的含量。

黄曲霉毒素测定法——高敏荧光分析法必须通过验证并符合下列要求：

（1）方法应适合于测定黄曲霉毒素，且不易受药材提取物的干扰；

（2）应确定黄曲霉毒素的检测限及定量限；

（3）方法重复性的相对标准偏差应小于 15%；

（4）分析所用的试剂须为配套试剂或等同，所用甲醇及乙腈须为色谱纯或以上；

（5）所有容器须清洗后方可使用。

高敏镧系荧光免疫分析法符合上述要求，并可以 30 分钟出检测结果，操作介绍如下。

1）黄曲霉毒素的提取

黄曲霉毒素难溶于水及己烷、石油醚、乙醚等溶剂，可溶于氯仿、甲醇、乙醇及丙酮等溶剂。在含蛋白质的样品中，黄曲霉毒素为蛋白质大分子所包围，非亲水性的溶剂不易进入大分子内，提取效率不高。可采用甲醇水溶液，它较易进入样品中的蛋白质大分子内，并使其膨胀而有利于黄曲霉毒素的提取。同时添加脱脂溶剂石油醚或己烷，目的是使油脂及脂溶性杂质溶出，有利于提取效率的提高。

2）检测原理

样本经前处理后，取样本提取液上清液，加入高敏荧光纳米微球作为标记示踪剂的黄曲霉毒素检测试剂卡，检测液流至检测线（T），T 线包被的 BSA 偶联特异霉菌毒素半抗原和试样中的特异霉菌毒素组分竞争并捕获标记高敏荧光微球的BSA 偶联特异单抗。T 线捕获标记高敏荧光微球单抗的数量与试样中的霉菌毒素组分含量为负相关，即当试样中检测的霉菌毒素组分含量越高，T 线捕获标记高敏荧光微球单抗的数量越少，检测的荧光信号越弱。通过高敏荧光免疫分析仪检测 T线、参考 C 线荧光强度，经"C 线内标"和"标准曲线外标"的双标质控的数据分析，快速、定量测定霉菌毒素组分的含量。检测原理示意图如图 6-7 所示。

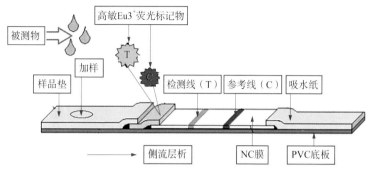

图6-7 高敏荧光霉菌毒素检测原理示意图

3）样品处理

首先用粉碎机粉碎样品；称取 0.8 g 粉末放入 5 ml 离心管；加入 4 ml 的样本提取液，置旋涡振荡器上震荡 5 分钟；静置，离心 2 分钟，取 100 μl 上清液用 900 μl 稀释缓冲液稀释后待用。

4）检测步骤

将稀释好的样本混匀后，加样 80 μl 于对应标记的试剂卡中；加样后静置 15～25 min（避免光线直射）；最后按加样顺序将检测卡放入荧光仪中检测。步骤如图 6-8 所示。

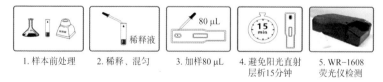

1. 样本前处理　2. 稀释、混匀　3. 加样80 μL　4. 避免阳光直射　5. WR-1608
　　　　　　　　　　　　　　　　　　层析15分钟　　荧光仪检测

图6-8　检测步骤示意图

5）检测结果

经荧光仪检测荧光值，自动与预置的标准曲线比对，即时将被测样品的 AFB1 浓度值自动显示出来。

我国《药用植物及制剂进出口绿色行业标准》中规定药用植物中 AF 的总量不得超过 5 μg/kg。

需要特别注意的是，由于中药材品种繁多、成分复杂，基质干扰严重，需要交叉学科之间联合攻关，才能建立适用于中草药防霉消毒的快速、定量的检测方法，为中草药、中成药的现代化科学管理提供解决方案。下面将介绍中药材的品质管理。

中药材的品质管理

中药材的品质管理包括以下要求：

（1）定性。品种应符合药用/药典要求；该有的成分，一个也不能少；不该有的成分，不能检出。

（2）定量。该有的成分，必须符合含量标准；不该超标的成分，必须符合限量管制标准。

（3）纯度-杂质检查。有效管控外源性污染物质在限量标准之内。

世界各个国家对于中草药制剂都有相应的规范标准，包括以下分类。

（1）一般项目。世界各国均须对中药制剂进行一般检查，包括干燥减重、灰分、酸不溶性灰分、水抽提物、烯醇抽提物、TLC 鉴别反应、HPLC 含量分析等。

（2）重金属限量。

（3）毒性物质限量。

（4）微生物限量。

请参看和查阅相关标准，这里就不再详述。

综合来看，中药材品质保障的内容应包括如下几点。一是贯彻落实药品全生命周期的监管理念，加强药品研发、生产、过程控制、质量控制、包装、运输、储藏、有效性、稳定性考察等通用技术要求的制定，药品质量控制由终端逐步向源头和生产过程控制延伸，将风险控制点前移，全面保障药品的质量。二是完善药品检验方法学研究体系建设，建立并完善分析方法验证、方法转移、方法确认以及生物检验统计等技术规范要求，为科学规范制定药品标准夯实基础。

开展全过程防控、监测、检测，可以保证中药材生产过程中的"安全可见"，采取信息化技术解决方案，建立大数据云平台的中药安全生产防控技术体系，如图 6-9 所示，是实现"防毒可视化＋快检自动化＋大数据精准决策"的有效和先进技术手段。

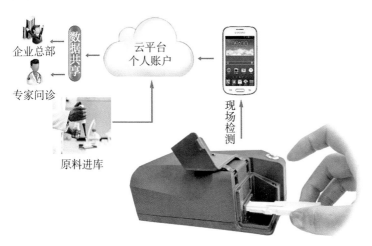

图 6-9　检测数据共享平台示意图

信息化的药材质量监测溯源体系的建设目标如下：

（1）整合中药生产安全检测资源。针对中药检测资源各相关职能部门分散的现状，按照检测任务，结合各部门监管实际情况，制定全年检测计划，有序合理地规划和分配各部门检测资源、检测项目、检测样品，以达到整合资源、减少重复投资、提高检测能力、资源与结果共享的目标。

（2）建成中药安全监测信息共享平台。将中药安全监测技术与信息技术、网络通信等先进技术结合，通过统一制定中药安全监测数据信息交换标准，采集各地区、各级的监督抽查检测数据，构建中药安全监测信息共享平台，及时对外发布中药安全监测信息，为消费者、企业和政府提供监测信息服务。

（3）实现中药产品安全动态监管。建立科学的监测数据风险预警模型，依托中药安全监测数据共享平台，对各监管部门报送的安全监测信息（包含溯源信息）进行集中处理，及时发现敏感性问题、行业性问题、区域性问题，及时进行分类评估并发布预警通报，形成长效机制。

（4）实现统一通信支撑系统的使用。实现覆盖中国移动、电信、联通等多家通信服务商的通信支撑系统，方便各部门相关人员接收中药产品安全预警信息提醒和相关工作任务。

通过有效的中药品质管理，让防控管理、中药品质量管理、生产销售企业自检、监管部门抽检等工作进行得更加轻松和精准，能更全面、直观地掌握数据，为预警预报、快速响应、快速诊断、科学决策提供了强大的数据支撑。总之，做好全过程的可防可控，才能真正保障中药材品质。

第 7 章

中药材的辐照灭菌

中药材是我们祖国的瑰宝，在中国几千年的历史中发挥着十分独特和重要的作用。服用中药在日常生活中非常普遍，但是大家是否想过，我们所服用的这些中药是不是采下来后直接就可以熬制了呢？答案是否定的。因为，许多中药材会受环境和加工过程影响，造成一定的微生物存在，这些微生物中，有一部分是有害的，比如某些细菌或病毒等。人一旦"吃"进体内，很容易产生疾病。所以，中药材在进行煎熬之前，需要杀灭这些有害的微生物，从而保证用药安全。

科学技术发展到今天，杀灭细菌的方法有很多，例如大家常听说的高温蒸汽消毒、紫外线消毒、环氧乙烷消毒等。这些方法固然可以有效地杀灭环境中的有害微生物，但是，如果用到中药材上面，就需要考虑这些方法会不会对药材的药效产生影响。所以，对于中药材的灭菌，我们既要做到灭菌效果好，也要兼顾对中药材的药效影响小甚至没有影响。

本章将介绍一种常用的中药材灭菌方法，即用电离辐射进行药材灭菌。这是一种近些年发展起来的新的消毒方法，它可以在常温下就对药材进行消毒灭菌而不易破坏药材的有效成分，具有穿透力强、消毒均匀、快速、操作简单等特点。而药材的辐照灭菌也是核技术在医药加工领域运用的一大重要体现。

 辐照灭菌概述

在介绍中药材的辐照灭菌之前，需要先了解一下辐照灭菌究竟是什么，其灭菌原理是怎样的，以及生活中的哪些物体可以用到辐照灭菌。

什么是辐照灭菌

一般而言，非电离辐射对生物的杀伤能力较弱，电离辐射对生物的作用较强，而药材含有的细菌或病毒往往需要对其进行"毁灭性"的打击，因此，药材灭菌需要用到杀伤能力较强的"电离辐射射线"。所以，辐照灭菌主要指将电离辐射射线作用于细菌或病毒，通过射线破坏其蛋白质、DNA，从而有效地杀灭细菌或病毒（见图7-1）。而最常用的电离辐射射线主要是^{60}Co-γ射线，这是一种由^{60}Co（钴-60，一种放射性物质，俗称"放射源"）产生的γ射线。γ射线是一种穿透能力很强的射线，能透过药材包装"深入打击"细菌或病毒，对其产生巨大的破坏作用。用这种射线对药材中的细菌或病毒进行杀灭，不仅彻底，而且还不残留辐射。因为，灭菌利用的是"放射源"发出的射线，药材离"放射源"有较远的距离，一旦"放射源"停止工作，射线也就停止了，不像"放射性核素"可能会残留在物体表面而造成"辐射污染"。正因为这样的特点，所以辐照灭菌在各类食品、药品处理加工中的运用越来越广泛。

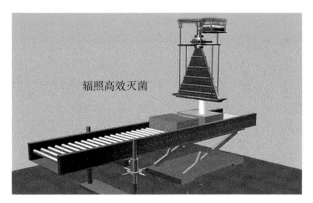

辐照高效灭菌

图 7-1　电离辐射高效灭菌（彩图见附录）

核射线如何杀死细菌

辐射能够杀死细菌，说明其具有很强的"破坏力"，那么，它杀死的细菌，是否会"死灰复燃"呢？正确回答这个问题就需要了解核射线是如何杀死细菌的。

辐照灭菌用的 γ 射线是一种能量很大、穿透力很强的电离辐射射线，它的射程在空气中可以达到 100 多米，在生物体内虽然有各种物质存在，也能达到几厘米至几十厘米。所以，当γ射线作用于药材时，能够直接"穿透"药材的包装，"打击"细菌。γ射线可以破坏细菌中的蛋白质、DNA 等重要成分，导致细菌不能生长，直至死亡，这是射线杀伤细菌的"直接作用"。更重要的是，这些射线可以使药材周围的"水分子"产生电离，瞬间产生大量具有破坏力的"自由基"。这些"自由基"会"攻击"细菌中的重要物质，使细菌不但遭受"枪林弹

雨"，还因为环境恶劣而"无处藏身"，这是射线杀伤细菌的
"间接作用"（见图 7－2）。所以，细菌很快就会被杀灭。而这
种杀伤作用往往是十分致命和彻底的，所以细菌想要"死灰复
燃"非常困难。但是，也要注意，杀灭是否彻底与照射的剂量
有关系。如果剂量不够，就会使细菌有"喘息之机"，那么就
会"野火烧不尽，春风吹又生"了。

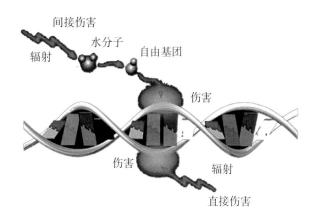

图 7－2　电离辐射损伤细菌 DNA 的"直接"和"间接"
　　　　作用（彩图见附录）

辐照灭菌的应用对象

　　由于辐照灭菌具有许多优点，所以，这种技术在医疗器
械、药物和生物制品的消毒灭菌上都得到了广泛的应用（见
图 7－3）。但是，并不是所有的物品都能进行辐照灭菌。有些
材料，因为结构和密度等的关系，射线会使其很容易受到破
坏，所以并不适合辐照。目前，适合辐照的材料主要包括由金

属、橡胶、陶瓷、玻璃、塑料及纤维等具有耐辐射性能的材料制成的医疗器材和生物医学制品，尤其是一次性使用的医疗器械，密封包装后需要长期储存的器材，精密器械和一般仪器，移植用的组织、人工器官，以及其他日常用的医疗用品，如敷料、缝合线、注射器、插管、采血器械、手套、手术器械、药材等。此外，部分的食品如牛乳、牛肉、猪肉、鸡肉、鸭肉、鱼肉、鸡蛋等经适当剂量辐照后可延长食品的保存时间。

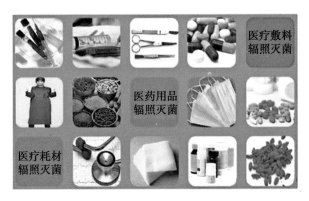

图 7-3　适合辐照灭菌的医用材料

辐射与中药材灭菌

通过前面的介绍，我们已经知道什么是辐照灭菌技术，以及该技术在哪些方面得到运用。接下来，要探讨的是在中药材中辐照灭菌的具体问题，例如：辐射会不会对中药材产生影响？辐照灭菌的有效剂量是怎样的？辐照后的药材能保存多久？将这些问题弄清楚，不仅可以厘清辐照灭菌与中药材的具体关系，更能为我们了解中药材的加工，认识核技术提供更广阔的视野。

中药材的常用灭菌方法

灭菌作为影响中药及其制剂质量的关键操作环节，直接影响着药品的安全性、有效性及质量稳定性。灭菌操作既要除去或杀灭微生物，又要保证药物的质量稳定性、治疗作用及用药安全，因此灭菌时必须结合药物的性质、剂型等综合选择有效的灭菌方法，合理地运用灭菌技术。目前针对中药材，常用的灭菌方法主要包括热力灭菌法、微波灭菌法、紫外线灭菌法、环氧乙烷灭菌法、^{60}Co - γ 辐照灭菌法。

1）热力灭菌法

热力灭菌法就是利用高温来抑制或者杀灭细菌的方法。大部分细菌在高温的环境中难以生存，所以一旦温度超过一定限值，细菌就很难存活。这是一种方便、可靠的灭菌方法，并且已经沿用多年，而其中运用得最为广泛的是湿热灭菌法。根据温度和压力的不同，湿热灭菌法又分为高压蒸汽灭菌、流通蒸汽灭菌、低温间歇灭菌、高温瞬时灭菌和过热水喷淋灭菌等方法。不同的湿热灭菌法灭菌效果不同，但灭菌原理都是破坏细菌中的蛋白质、核酸等进而导致细菌死亡。湿热灭菌法中尤以高压蒸汽灭菌法最为常用，通常采用 121℃灭菌 20 min 或者115℃灭菌 30 min 两种方法进行。

2）微波灭菌法

这是一种利用微波的热力作用和磁力作用灭菌的方法。微波是指频率为 300 MHz～300 GHz 的电磁波，是无线电波中一个有限频带的简称，即波长在 1 mm～1 m 范围内的电磁波。

微波在日常生活中最常见的应用就是微波炉，我们都知道微波炉的"微波"具有较强的热效应以及电磁效应。微波作用细菌后，一方面细菌内或细菌周围的水分子可以吸收微波，使水分子在热力作用下产生高速运动，与周围的分子不断发生摩擦，从而损伤细菌内的许多物质，如蛋白质、核酸等；另一方面，细菌内活性分子的结构受到微波高强度电场的作用而被破坏，进而导致细菌死亡。总体来说，微波对细菌有一定杀伤力，但是对药物的影响小，而且如果合并一定的湿热环境，微波对细菌的杀伤效果则更好。

3）紫外线灭菌法

紫外线灭菌就是利用紫外线对细菌进行杀伤。在医院中常常会见到病房消毒用的紫外灯，所以，这是一种相当常见的灭菌方法。它的原理在于，一方面，紫外线可以破坏细菌内的蛋白质等物质；另一方面，紫外线能使周围空气中产生大量臭氧，这些臭氧可以很好地杀伤细菌，导致细菌失活（见图 7 - 4）。

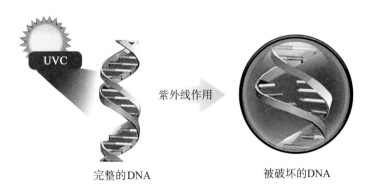

完整的DNA   被破坏的DNA

图 7 - 4 紫外线灭菌原理（彩图见附录）

4）环氧乙烷灭菌法

环氧乙烷是一种化学物质，它可以和蛋白质上的一些基团结合，从而使得这些蛋白质失去活性。就好像"绑住了"活性蛋白质的"手脚"，让其不能发挥作用，时间长了，就会使细菌代谢出现问题，最终导致死亡。环氧乙烷的灭菌作用很强，但是由于其是一种易燃易爆的有毒气体，所以在使用和管理方面有较为严格的要求。

5）^{60}Co－γ 辐照灭菌法

^{60}Co－γ 辐照灭菌法就是利用^{60}Co产生的γ射线来灭菌的方法（见图7－5），其主要优点是可以常温灭菌，辐照过程中几乎不升温，因此适用于含挥发性成分、热敏性成分以及含糖分高、易霉变的中药材的灭菌。γ射线用于灭菌的另一显著优点是穿透力强，一般可达 40～60 cm，因而灭菌均匀、速度快、操作简单，便于连续作业。由于γ射线穿透力强，药品可在包装完好的情况下灭菌，可以有效防止成品的二次污染，所

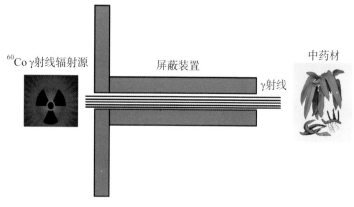

图7-5 ^{60}Co－γ 辐照灭菌装置

以灭菌后可较长时间保持无菌状态而不受污染。此外，经辐照的药品，不仅可杀灭微生物、虫、卵，还可防止霉变。

核射线对中药材品质的影响

通过以上对比，可以看出辐照灭菌确实是一种较为理想的中药材灭菌方法。但是，这样的方法对中药材会不会产生影响呢？可以从以下两个方面来回答这个问题。

1）对中药材及制剂化学成分的影响

中药材中稳定的化学成分是保证药效的关键。目前，许多药材经过辐照后，已经被大量实验证明，其化学成分在辐照前后没有明显变化。例如，阿胶在 0.2 kGy 辐射剂量（辐射剂量单位为 Gray，简写为 Gy，读"戈瑞"）下经辐照后（0.2 kGy 是比较高的剂量，通常我们人体接受 1 Gy 照射就会产生放射性疾病，严重者可导致死亡），其中总含氮量及蛋白质含量没有明显变化，表明辐照不影响阿胶的药效[36]。还有研究表明，安息香（一种常见中药材）经 10 kGy 剂量辐照前后，其中的有效成分肉桂酸含量也没有明显变化[37]。这些研究说明，辐照能够较好地保持中药材的药效。值得注意的是，以上实验是控制在一定剂量下的，当 ^{60}Co-γ 射线剂量过大时，某些药物的成分则会产生变化，且随吸收剂量的增加而影响加大。如大黄，在超过 10 kGy 剂量辐照后，其中的有效成分蒽醌的含量减少，当采用 6 kGy 剂量时，其中的蒽醌含量就没有明显变化[38]。

2）对药材生物活性的影响

药材中的成分是保证药效的基础，但是这些成分还需要形成具有生物活性的物质才能起到治疗作用。所以，我们除了关注药材的成分，还要看辐射是否会影响药材的生物活性。大量研究发现，大多数中成药经^{60}Co－γ射线辐照后其生物活性不受影响。如羚翘解毒丸（一种消炎抑菌药）经^{60}Co－γ射线辐照前后，其抑制小鼠毛细血管通透性的效果并没有明显减弱，其辐照前后对金黄色葡萄球菌、大肠杆菌、绿脓杆菌、福氏痢疾杆菌四种常见细菌均有明显的抑菌作用，且辐照前后抑菌浓度不改变[39]。但是，对生物活性的影响也同药品成分一样，当辐射剂量在 5.0 kGy 及以下时，对药品的活性通常没有明显影响，但当剂量超过 10 kGy 后，就会抑制一些药物的活性，且随着剂量的增加而愈发明显[40]。

核辐射对中成药包装的影响

射线要对中药材进行灭菌，往往需要穿透药材的包装，这就会引发另外一个问题，即射线会不会对药材的外包装和外观产生影响？

目前，大部分研究认为^{60}Co－γ射线辐照对大多数中药材及中成药的外观没有影响，但有报道称一些医用材料的外观或外包装可能会因辐照而改变。例如，辐照可引起石膏外表颜色更洁白，珍珠颜色加深[41]；白色的包装材料经^{60}Co－γ射线辐照后，颜色均有不同程度的变黄；月白色糖衣片经^{60}Co－γ射线辐照后也发生变色，影响了药品的外观。这表明，在选择辐射剂量时，除了要考虑对药材活性的影响之外，还要注意对外包装的影响。

可以对中药灭菌的射线种类

由前述可知，电离辐射是指能使周围物质发生"电离"的辐射，常见的如 α 粒子、β 粒子、质子、中子、γ 射线和 X 射线等都会产生电离辐射，其中包括粒子辐射和部分电磁辐射。一般所说的辐射或放射线，指的是电离辐射。而非电离辐射是指能量较低，通常不能引起物质发生电离的辐射，紫外线和能量低于紫外线的所有电磁辐射都属于非电离辐射。α 射线也称为 α 粒子，是高速运动的氦原子核流，其运动速度通常为 $1 \times 10^4 \sim 2 \times 10^4$ km/s。α 射线带有两个单位的正电荷，具有很强的电离能力，但穿透能力弱，在介质中的射程很短，空气中只有几厘米，生物组织中只有数十微米，难以穿透皮肤的角质层。β 射线也称为 β 粒子，是高速运动的电子流。多数 β 粒子运动速度较大，最大可接近光速。β 射线的电离能力较 α 射线弱，但穿透能力较 α 射线强，在空气中的最大射程可达数米，在生物组织中为数毫米。γ 射线是一种波长极短的辐射，也称为 γ 光子。γ 射线不带电，运动速度等于光速，但其作用物质后能使该物质发生"电离"，电离能力相对 α 射线和 β 射线弱，但穿透能力很强，在空气中可传播至 100 米以外，在生物组织中可穿透整个人体。

根据以上射线的特点，我国权威的辐照灭菌指导文件《中药辐照灭菌技术指导原则》中建议，适用于中药辐照的辐射源有三种：①^{60}Co 等放射性核素产生的 γ 射线；②电子加速器产生的能量低于 5MeV 的 X 射线；③电子加速器产生的能量低于 10MeV 的电子束。但通常情况下，我们主要选择穿透能力较强的 γ 射线来进行辐照灭菌，使用最多的是 ^{60}Co - γ 作为辐射源，其他辐射源如 ^{137}Cs、加速器产生的电子束或 X 射线则使用较少。

中药辐照的灭菌剂量

$^{60}Co - \gamma$ 辐照灭菌相对来说是一种"冷灭菌"方法，即较少产生热效应，其穿透力强且没有辐射残留，而对细菌等微生物的杀伤效果比较好。但是，我们也需要知道，这种杀伤效果是与辐射剂量有关系的。辐射剂量的表示单位有很多，但一般情况下，评价辐射对物质的影响时，主要用辐照剂量 Gy 来表示。其意义是指单位质量物体所吸收的能量。《美国药典》规定有效灭菌的高剂量为 2.5 kGy，中剂量为 1 kGy，低剂量为 0.4 kGy。《中国药典》中灭菌法中的辐照灭菌规定常用的辐照灭菌吸收剂量为 25 kGy，但其应用前提是"医疗器械、容器、生产辅助用品、不受辐射破坏的原料药及成品"。中药的辐照剂量应低于 25 kGy，可参考食品相关的辐照标准[42]，中药最大总体平均辐照剂量原则上不超过 10 kGy。这些规定为我们执行中药材的辐照灭菌提供了非常重要的参考依据。

过去，有一项对中药材及中成药（丸剂、散剂、颗粒剂、茶剂、胶囊剂、片剂、口服液等）的辐照灭菌研究表明，2 kGy 辐照可使一般丸剂、散剂、片剂中的细菌数降至符合标准，即细菌数降低 80% 甚至 90% 以上。动物类药材极易虫蛀，难以保管，经 $^{60}Co - \gamma$ 辐照的动物类药材（乌梢蛇、蛤蚧、猴肉、白花蛇、水蛭、狗鞭等）灭菌效果良好，可以有效地杀灭药材内的活虫及虫卵，长达 11 个月内得以完好地保存，其最低有效剂量是 3kGy[43]。这些研究也说明，在进行辐照灭菌时除了参照现行的"指导建议"，也需要参考尽可能多的相关研究，从而结合实际，选择最为合适的照射剂量。

除了辐照剂量，灭菌效果还与辐照距离、辐照时间相关，距射线发射点越近，辐照时间越长，灭菌效果越好。此外，灭菌效果也与被照药品的性质有关，对质软的灭菌效果好，对质硬的灭菌效果较差。

中药辐照灭菌后的保存时间

"安全、有效、稳定"是药品的基本要求，任何生产工艺都应该以此为原则，中药辐照灭菌作为药品生产工艺的一个环节，同样需要满足以上要求。因此，在《中药辐照灭菌技术指导原则》中无论是"基本原则与要求"，还是"辐照剂量"，均以保证药品的"安全、有效、稳定"为核心思想。虽然电离辐射是一项"安全、有效"的中药材灭菌方法，但为了保证中药材的最大效力，我们还需要确保其辐照后的"稳定性"。

通常情况下，食品/药品辐照后保存的时间，一方面主要取决于辐照剂量的大小，因为剂量过大可能引起药材的成分和活性变化，剂量太小又不能有效杀灭细菌，造成保存时间缩短。另一方面，辐照后药材的储存方式也是决定药材保存时间的另一个关键因素。目前国内外大多数研究集中在辐照的剂量，而对于辐照后的保存时间及如何储藏则缺乏报道。我国学者位鸿等以 10 kGy 剂量的 ^{60}Co‐γ 射线对骨瘅颗粒进行辐照，用 HPLC 法测定后得知骨瘅颗粒在辐照后可在正常条件下存放 6 个月，且其颗粒中的淫羊藿苷含量没有明显变化[44]。姚道鲁等采用 HPLC 法对经 2 kGy 剂量 ^{60}Co‐γ 射线辐照后和留样的三黄片进行含量检测，结果显示辐照后 2 年内三黄片所含的主要成分大黄素、大黄酚的含量基本无变化，即可保存 2 年之久[45]。

以上研究说明，选择合适的剂量进行灭菌，能够在不影响药材成分和活性的情况下延长药材的储藏时间。

中药材辐照灭菌新进展

下面让我们来一起了解一下国际上辐照灭菌的进展，以及目前中国在辐照灭菌方面的现状。

严格、审慎的"欧盟标准"

目前，北美、欧洲的辐照加工应用已经十分广泛，亚洲、南美洲甚至非洲也相继有不少装置投入使用，年产值数千亿美元。如美国在20世纪90年代中期其产值已经超过2 000亿美元，为核电（730亿美元）的3.5倍，占美国GDP的3.9%，并创造约370万个就业岗位，是核电的9.3倍。近几年来，辐射加工技术在配方、抗氧化剂、交联机理、性能检测等方面的研究正向更深、更宽的方向发展，在材料科学、生命科学、生物工程、环境保护、营养学、医疗科学、电子工程、航空航天、石油化工等方面已取得重要成果。因此辐射加工技术正在突破传统的应用格局，向科技前沿和生产广度渗透，形成许多新的应用领域。

对于药品的辐照加工，欧盟一直秉承着"严格、审慎"的态度，其标准十分严格。其关于食品/药品辐照的文件有两个，即欧洲议会和理事会共同制定的各成员国关于经电离辐射处理的食品/药品和食品/药品成分的一致性法律——框架指令1999/2/EC和执行指令1999/3/EC。框架指令规定了实施辐照处理的一般要求和技术要求，辐照食品/药品的标签和批准辐照食品的条件。框架指令中包含如下要求。①食品/药品只有在以下情况才能够被批准使用电离辐照处理：合理的工艺需要、能够提出无健康危害、对消费者是有益的、不是以替代卫生健康规范或者良好生产规范为目的的使用；②任何经辐照的食品或者包含辐照食品/药品成分的都必须标注；③如果要在欧盟批准辐照的食品目录中增加一类食品，必须有食品科学委员会（SCF）的赞成意见；④直到欧盟批准的辐照食品名单生效之前，各成员国根据谈判条约的规定，可以保持对辐照食品/药品的限制或禁令。从 2001 年起，欧盟就建立了年度辐照食品/药品状况报告制度。在报告中，成员国主要汇报辐照设施的授权情况和对辐照设施的检查结果，其中包括辐照食品/药品的量和种类；市场上监测到的辐照食品/药品的量和标识情况；对辐照设施的授权，包括欧盟内的辐照设施和欧盟外的辐照设施等。这些都体现了"欧盟"对于食品/药品的辐照灭菌从政策上一直都较为严厉。虽然目前国外对于中药材的辐照灭菌还没有明确规定，但是从中药材细菌存留的特点来看，其标准只会更加严格。由于许多中药材的有效成分一直尚未明确，因此，如何界定具体的照射剂量，采用何种照射方式，也是亟须研究的重要方面。

积极进取的"中国态度"

我国是食品/药品辐照商业化的大国，每年的食品/药品辐照量占全球总量的 1/4，用于处理食品/药品的辐照设施和辐照食品/药品的量均处于世界领先水平。随着政策的不断调整，以及对辐照灭菌认识的不断深入，在 20 世纪 70 和 80 年代，我国辐照灭菌的研究得到了政府的大力支持，制定的国家标准为我国的食品/药品辐照商业化打下了很好的基础。但由于经费、人才等原因，我国过去很少参加国际标准化活动，这不利于维护包括我国在内的发展中国家的相关利益。近年来，随着辐照设备的不断发展，以及政策的大力支持，我国的辐照灭菌技术取得了巨大进步。下一步，我国还将深入开展标准研究，结合国际先进标准，促进我国食品辐照标准与法规的制/修定工作，更好地规范我国的食品/药品辐照技术及其应用，同时便于更多、更有效地参与国际标准化活动。

极具中国特色的中药辐照灭菌

中药材品种多，成分复杂，因其为天然产物，且自然界中存在着极为广泛的微生物，因此其污染源广泛。首先药品在加工前的原料生长环境中极易受到微生物的污染，其次也可通过其他渠道受到微生物的污染，只不过两者之间的污染程度因加工条件有很大差异。中药材的大多数原料依靠人工收获，且在干燥、运输过程中易受到微生物的严重污染，所以灭菌是中药生产的一道重要工序，关系到中药制品的质量。药品的杀菌工艺历来是药品生产中的关键问题，灭菌技术不仅要求达到卫生标准，还要考虑已知成分和某些未知成分的稳定性，更要结合中药材的药效和毒性试验等综合评价其可行性。我国的中药灭菌实验从 20 世纪 70 年代开始曾进行大量的中药辐照灭菌适宜剂量研究。自 1978 年中国医药工业公司组织的有关 ^{60}Co－γ 射线辐照中药灭菌工艺和质量的评价研究后，国家科学技术委员会也组织了中药辐照杀菌工艺和生物标准指示剂的相关研究，中成药中水分与蜂蜜对辐照后产品质量的影响的研究；以及中成药辐照前后药效评价研究与辐解产物的研究。辐照技术在国内外已进入商业化，一大批商用辐照装置如 ^{60}Co－γ射线装置、高能工业电子加速器应运而生。这些辐照装置极大地促进了中药材灭菌技术的发展，并为后续的药效评价提供了重要的支撑。

大量的研究证实，辐照灭菌对中药及其制剂的灭菌效果，尤其是对挥发性、热敏性中药材的灭菌，表现出它的优越性，已成为传统药品灭菌技术的重要补充。相信随着我国辐照灭菌技术的不断发展，中国特色的"中药辐照体系"终将逐步形成。

参考文献

［1］ 仁表. 光钻：以《易经》为基础的能量学总论［M］. 北京：中医古籍出版社，2019：168.

［2］ 陈耿春，邱士军. 肝硬化 CT 征象与中医阴阳辨证的相关性分析［J］. 临床医学，2016，36（12）：113－115.

［3］ Hu Y, Xia Z, Sun Q, et al. A new approach to the pharmacological regulation of memory：sarsasapogenin improves memory by elevating the low muscarinic acetylcholine receptor density in brains of memory-deficit rat models ［J］. Brain Research，2005，1060（1－2）：26－39.

［4］ Hu Y，Wang Z，Zhang R，et al. Regulation of M1-receptor mRNA stability by smilagenin and its significance in improving memory of aged rats［J］. Neurobiology of Aging，2010，31（6）：1010－1019.

［5］ 李立华，邱新萍，郭霞珍. 基于"四时五藏阴阳"理论整体论思想的研究不同含氧量对大鼠肺、肠组织 VIP、CCK 及 P 物质表达影响的实验观察［J］. 世界中医药，2018（5）：5.

［6］ 梅小莉，吴小艾，张彤，等.[18]F－黄连素衍生物：一种潜在的 PET/CT 肿瘤靶向分子显像剂［J］. 生物医学工程学杂志，2015，32（2）：460－464.

［7］ 何纲，黎杏群，梁清华，等. 脑溢安对实验性大鼠脑出血继发性脑缺血损伤的保护作用［J］. 湖南医科大学学报，1999，24（6）：546－550.

［8］ 刘子旺，赵海滨，张秀静，等. 肝气郁结模型大鼠正电子发射脑功能成像研究［J］. 中国康复理论与实践，2011，17（9）：

837 - 839.

[9] 贺立娟. 柴胡疏肝散对肝气郁结证模型大鼠脑局部葡萄糖代谢及多巴胺 2 型受体干预机制的 MicroPET/CT 研究 [D]. 北京：北京中医药大学，2012.

[10] 中华核医学会. 临床诊疗指南·核医学分册 [M]. 北京：人民卫生出版社，2006.

[11] 于博文，王春晖，裴晓华. 基于中医理论探讨"瓦博格效应"与自噬在肿瘤防治中的意义 [J]. 中华中医药杂志，2018，33（7）：2859 - 2863.

[12] 黄钢，申宝忠. 影像核医学与分子影像 [M]. 3 版. 北京：人民卫生出版社，2016.

[13] 姜涛，唐军，吕媛琳，等. 从肿瘤糖代谢探讨中医药抗癌策略 [J]. 中医杂志，2018，59（7）：569 - 572.

[14] 胡伟，廖小方，何慧娟，等. 正电子发射计算机断层显像在肝动脉化疗栓塞术治疗原发性肝癌患者预后判断中的价值及与中医虚实证候的相关性 [J]. 中西医结合肝病杂志，2015，25（4）：232 - 235.

[15] 杨淑梅，盛宏宇，张凤琴. SPECT 肾动态显像在原发性高血压早期肾损害筛查中的应用价值 [J]. 影像研究与医学应用，2018，2（16）：157 - 159.

[16] 刘征，关世奎，王宏伟，等. 放射性核素显像在评估存活心肌中的应用 [J]. 标记免疫分析与临床，2015，22（3）：250 - 253.

[17] 颜世铭，李增禧，熊丽萍. 微量元素医学精要Ⅰ. 微量元素的生理作用和体内平衡 [J]. 广东微量元素科学，2002，9（9）：1 - 3.

[18] 秦俊法，陈磐华. 中国的中药微量元素研究Ⅰ. 微量元素：一切中药的基本成分 [J]. 广东微量元素科学，17（11）：1.

[19] 田柱萍，何邦平，王小燕，等. 中药材的药效与其所含微量元素关系的研究进展 [J]. 微量元素与健康研究，2005，22（4）：54 - 56.

[20] 郭鸪飞，乔杰，魏小渊，等. 人体微量元素及检测技术在临床应用的研究 [J]. 世界最新医学信息文摘，2019，19（5）：148.

[21] 陈杞，韩玲，游冬青，等. 核生物医学·基础与应用技术 [M].

上海：第二军医大学出版社．2007：327.

[22] 陈春英，柴之芳．先进核技术用于必需微量元素的化学种态和营养学作用的研究［C］．中国营养学会第八届微量元素营养学术会议，福州，2003.

[23] 杨红霞，李岑，杜玉枝，等．同步辐射 X 射线荧光法分析藏药材和藏药制剂中金属元素［J］．光谱学与光谱分析，2015，35（6）：1730－1734.

[24] 费伦，承焕生，蔡德亨，等．经络物质基础及其功能性特征的实验探索和研究展望［J］．科学通报，1998，43（6）：658－672.

[25] 祝总骧，徐瑞民．经脉循行线下肥大细胞的定量观察［J］．针刺研究，1990，15（2）：157.

[26] 张维波．中医经络的生物力学研究［D］．北京：北京工业大学，1998.

[27] 欧丙俊，谢慧，游雁燕．针刺领域在磁共振脑功能成像研究进展［J］．中医眼耳鼻喉杂志，2019，9（1）：40－43.

[28] 何义杰，田嘉禾，陈英茂，等．应用 PET 研究示踪剂穴位注射后的经络走行空间定位［J］．中华核医学与分子影像杂志，2002，22（3）：16－17.

[29] 胡翔龙，包景珍，马廷芳．中医经络现代研究［M］．北京：人民卫生出版社，1990：200－201.

[30] 陈瑗，周玫．自由基医学基础与病理生理［M］．北京：人民卫生出版社，2002：199－229.

[31] 杜元伟．气的物质性思考［J］．气功与科学，1996（11）：34.

[32] 张长琳．看不见的彩虹：人体的耗散结构［M］．杭州：浙江科学技术出版社，2013：96－127.

[33] 李嗣涔．科学气功［M］．台北：三采文化，2016：138－144.

[34] 国家药典委员会．中华人民共和国药典［M］．第1部．北京：中国医药科技出版社，2015：附录18.

[35] 周建理，杨青山．中药微性状鉴定法［J］．安徽中医学院学报，2011，30（1）：66－68.

[36] 杨福安，王京娥．阿胶的辐照灭菌［J］．中药材，1985（5）：34.

[37] 胡馨，刘幼君．HPLC 法测定安息香在 $^{60}Co-\gamma$ 射线辐照前后肉桂酸的含量［J］．中成药，1998，20（10）：42.

［38］ 陈金月. ⁶⁰钴-γ射线辐照灭菌对大黄主要成分的影响［J］. 时珍国药研究，1996，7（3）：154.

［39］ 杨愉君，冯国基. 羚翘解毒丸⁶⁰Co-γ射线辐照前后生物活性的比较研究［J］. 中成药，1993，15（10）：41.

［40］ 张素梅，杨兰香，梁应蕊，等. 辐照灭菌对枸杞多糖免疫调节作用的影响［J］. 激光生物学报，1999，9（1）：37.

［41］ 封秀娥. 用⁶⁰Co辐照灭菌石膏珍珠天竺黄的质量考察［J］. 药物分析杂志，1990，10（5）：276.

［42］ 国家质量监督检验检疫总局. GB/T18524—2001，食品辐照通用技术要求［S］. 北京：中国标准出版社，2001.

［43］ 孔令杰，郑丽珍. ⁶⁰Co-γ射线辐照养护动物类药材初探［J］. 中药材，1996，19（8）：404.

［44］ 位鸿，金珠，李秉钧. 钴⁶⁰-γ射线辐射对骨痹颗粒中淫羊藿苷含量的影响［J］. 中国现代应用药学，2006，23（9）：893-894.

［45］ 姚道鲁，史冬霞，李奉勤，等. 三黄片辐照灭菌后的稳定性考察［J］. 亚太传统医药，2008，4（8）：30.

附录：部分彩图

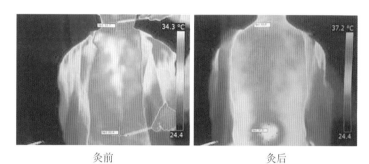

灸前　　　　　　　　　　　灸后

图 1-2　艾条灸督脉 15 分钟后红外检测仪显像变化

密度梯度离心结果

^{15}N　^{15}N

含^{15}N-DNA的母体菌

亲代

红色为母链
蓝色为子链

子一代

重带

^{15}N　^{14}N　　^{14}N　^{15}N

中带

子二代

^{15}N　　^{14}N　^{14}N　^{14}N　　^{14}N　　^{15}N

轻带
中带

图 1-9　放射性核素标记证实 DNA 半保留复制

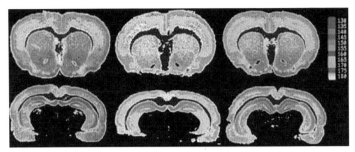

青年小鼠　　　　　　　老年小鼠　　　　菝葜皂甙元喂养的老年小鼠

图 1-11　小鼠 M 受体放射自显影

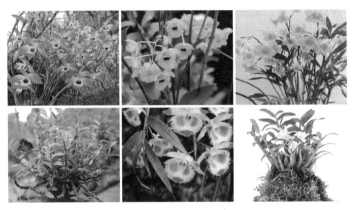

图 2-3　石斛常见品种

注：上排从左到右分别为金钗石斛、流苏石斛、叠鞘石斛；下排从左到右分别为铁皮石斛、齿瓣石斛、霍山石斛。

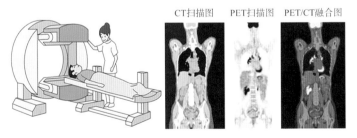

CT扫描图　　　PET扫描图　　　PET/CT融合图

图 2-4　正电子发射计算机断层成像 PET/CT 扫描图

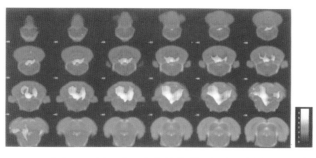

图 2‐6　肝气郁结证模型大鼠葡萄糖代谢降低脑区激活图（冠状图）

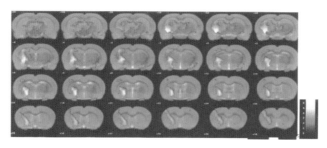

图 2‐7　肝气郁结证模型大鼠葡萄糖代谢增高脑区激活图（冠状图）

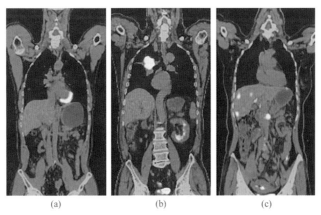

(a)　　　　　　　　(b)　　　　　　　　(c)

图 3‐4　^{18}F‐FDG PET/CT 显像在正常人、肿瘤患者中的表现示例
（a）—正常人 PET/CT 显像（仅见心肌生理性摄取）；
（b）—右肺癌患者 PET/CT 显像；（c）—胰腺癌伴多发肝转移 PET/CT 显像

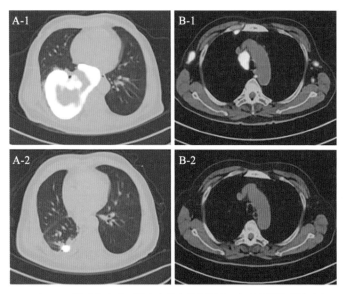

A-1/A-2—肺癌化疗后，肿瘤病灶大部分消退，仅见少量放射性残留；

B-1/B-2—淋巴瘤化疗后，双侧腋窝及纵膈病灶完全退缩。

图 3-5　^{18}F-FDG PET/CT 敏感评价治疗前后肿瘤病灶的变化示例

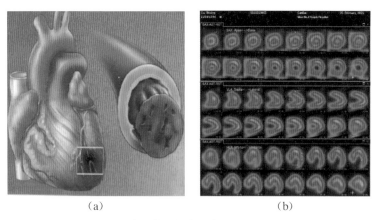

（a）　　　　　　　　　　　（b）

图 3-6　冠心病示意图与缺血性 SPECT 心肌灌注显像

（a）冠心病示意图；（b）缺血性 SPECT 心肌灌注显像

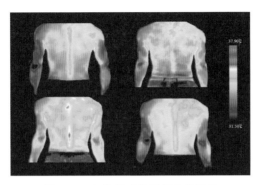

图 5-1　红外热成像显示人体经络

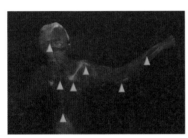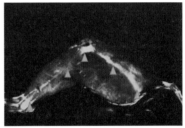

图 5-8　猴全身活性氧自由基分布

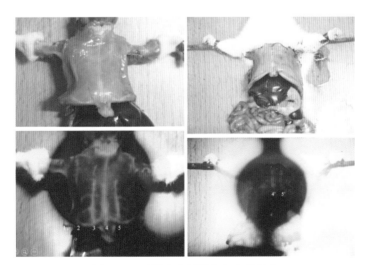

图 5-9　大鼠全身活性氧自由基分布

金银花
Lonicerae
Japonicae Flos

人参Ginseg
Redix Et
Rhizoma

大枣
Jujubea
Fructus

麦冬
Ophiopogonis
Radix

陈皮Citri
Reticulatae
Pericarpium

三七NOtoginseng
Radix Et Rhizoma

党参codonopsis
Radix

枸杞Lycii
Fructus

菊花
Chrysanthemi
Flos

当归
Angelicae
Sinensis Radix

图6-1　一些常见中药材的名称和实物图

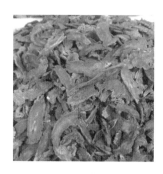

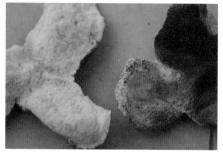

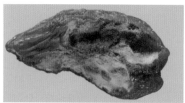

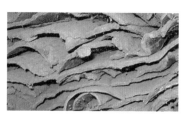

图6-2　中药材发生肉眼可见的霉变

核技术解读中医药千年奥秘

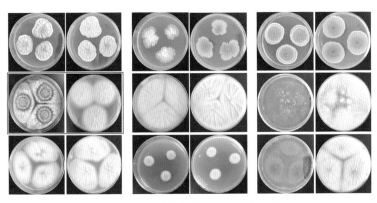

图 6-3　各种曲霉在显微镜下的形状

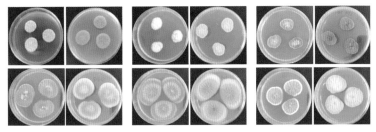

图 6-4　各种青霉在显微镜下的形状

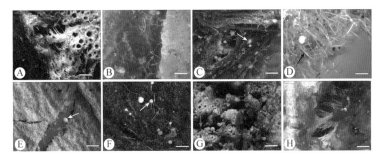

A—水洗后的霉变甘草；B—刷霉后的霉变三七；C—颠簸后的霉变菊花；D—颠
簸后的霉变金银花；E—水洗后的霉变番泻叶；F—水洗后的霉变金钱草；G—刷
霉后的霉变黄芩；H—水洗后的霉变党参。

图 6-5　霉变药材的微观形状

注：红色箭头示菌丝，白色箭头示霉菌孢子，黑色箭头示金银花非腺毛，标尺为
0.2 mm。

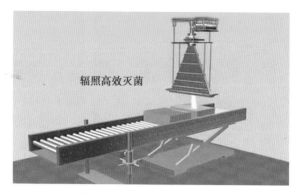

图 7-1　电离辐射高效灭菌

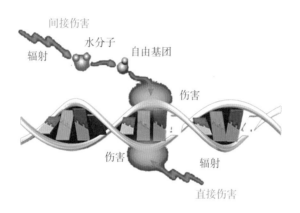

图 7-2　电离辐射损伤细菌 DNA 的"直接"和"间接"作用

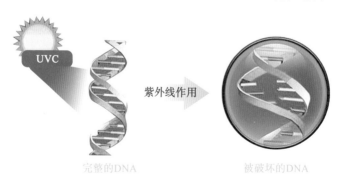

图 7-4　紫外线灭菌原理